И. А. Филиппова

Естественное лекарство
нового тысячелетия

ГРИБЫ ПРОТИВ РАКА

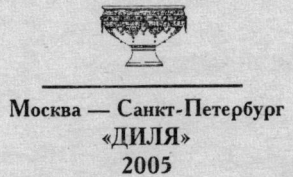

Москва — Санкт-Петербург
«ДИЛЯ»
2005

ББК 53.51
Ф 53

Все права защищены. Никакая часть данной книги не может быть воспроизведена в какой бы то ни было форме без письменного разрешения владельцев авторских прав.

Данная книга не является учебником по медицине, все рекомендации, приведенные в ней, следует использовать только после согласования с лечащим врачом.

Филиппова И. А.
Ф 53 Естественное лекарство нового тысячелетия: ГРИБЫ ПРОТИВ РАКА. — СПб.: «Издательство «ДИЛЯ», 2005. —128 с.
ISBN 5-8174-0332-3

Новая книга Ирины Филипповой посвящена теме, волнующей многих. Это — рак и способы преодоления страшного недуга. Автор предлагает обратится за помощью... к грибам! Да-да, тем самым, никому, казалось бы, не нужным мухоморам, а также обычным рыжикам, опятам, сыроежкам, и, конечно, к знаменитым весёлке и шиитаке. Книга дает множество примеров самых невероятных случаев исцеления рака. В чем же сила грибов? Почему они побеждают смертельный недуг? Как использовать лекарство нового тысячелетия? Где достать грибные препараты и рецепты? Ответы ищите в книге.

Для широкого круга читателей.

ISBN 5-8174-0332-3

© Филиппова И. А., 2005
© «ДИЛЯ», 2005
© Оформление «Издательство «ДИЛЯ», 2005

ПРЕДИСЛОВИЕ

Всем известно, как лечит рак официальная онкология: хирургическое вмешательство, химиотерапия, гормонотерапия, лучевая терапия.

Проходят годы, десятилетия, на дворе уже XXI век, а нового в лечении рака открыто совсем немного — исследования идут по накатанному методу, изобретаются новые химиопрепараты, уничтожающие раковые, а заодно и здоровые клетки. Но больше всего сейчас синтезируется препаратов, латающих разрушительные последствия лекарств предыдущих поколений. Это как сказка про белого бычка: сначала лекарство, затем еще два, лечащие последствия первого; затем еще четыре, чтобы убрать последствия двух вторых, и т. д.

Однако я совершенно не хочу злопыхательствовать по этому поводу: вот, дескать, официальная медицина калечит, а не лечит. Ни в коем случае. Мне, напротив, очень неприятно, когда подобные суждения приходится слышать от разного рода «целителей», и в отдельной главе этой книги я привожу письма людей о том, как они слепо поверили их обещаниям и что из этого вышло. Но неприятна мне и категоричность официальной медицины — «мы делаем только то, что делаем, а все остальное невежество и глупость».

Если бы «целители» были чуть образованнее в медицинском отношении, если бы онкологи были менее высокомерны и категоричны, если бы курс помощи официальной онкологии продлевался курсами альтернативной онкологии то, я думаю, излеченных было бы неизмеримо больше, а больные не шарахались бы от медиков. Но это только желаемые «если бы...»! Вряд ли такое будет в ближайшем будущем, как бы ни хотелось.

Хотя, может быть, я ошибаюсь. Признали же американские онкологи (кстати, самые консервативные в мире!) противоопухолевые свойства японских древесных грибов шиитаке, и не только признали, а даже стали назначать их и в инъекциях, и как лекарственные препараты. А ведь о шиитаке народная медицина Японии и Китая знает уже около двух тысяч лет! Впрочем, и наши знахари давно лечили рак весёлкой обыкновенной (и даже самые последние стадии!), а об этом уникальном грибе и сегодня слышали очень немногие, медики же онкологи и понятия о его свойствах не имеют.

Ну что ж, с легкой руки американцев фунготерапия (лечение целебными грибами) обрела вторую жизнь. Клинические исследования, проводимые сейчас во всем мире с японскими грибами (шиитаке, мейтаке, рейши, кордицепсом и т. д.), и сенсации, связанные с открытием в них фитонцидов и полисахаридов, имеющих уникальные лечебные способности, заставят биохимиков взглянуть на «грибное царство» с надеждой.

Я же и сегодня уверена, что фунготерапия — это медицина третьего тысячелетия. Дело в том, что природа определила грибам место не как еде, а как аптеке для человека и животных. Животные так и поступают —

они лечатся грибами. Лоси и коровы поедают мухоморы и вылечиваются от опухолей, белочки также заготавливают грибы впрок не столько для еды — с большим удовольствием они поедают семена и орешки, — сколько для того, чтобы лечиться ими зимой! Грибы лисички — для уничтожения всякого рода гельминтов, боровички — как антивирусное и антимикробное средство, маслята — для восстановления зрения, которое в конце зимы у животных резко ослабляется.

Мы же забыли, как лечиться грибами, зато грибное меню расширяется день ото дня. А ведь полисахариды и летучеподобные вещества разрушаются от длительного нагревания!

Попробуйте потушить зверобой с картошечкой — что получится? Куда денутся полезные свойства зверобоя? И это при том, что травы в этом отношении более стойки, растительные лигнины меньше подвергаются термальному разрушению.

В этой книге я постараюсь доступно рассказать о новом методе лечения опухолей (и доброкачественных, и злокачественных) лекарственными грибами, и не только знаменитыми японскими шиитаке, но и родными отечественными. Опыт у нашего Центра фунготерапии накоплен уже и в лечении онкологии, и в лечении других самых разных заболеваний. Но эта книга о лечении лекарственными грибами именно опухолей.

Ирина Александровна Филиппова,
д-р фунготерапии,
член Международной ассоциации фунготерапии (г. Осака),
журналист, автор книг и публикаций по оздоровительной литературе

Глава 1
ФУНГОТЕРАПИЯ ПРОТИВ ОПУХОЛЕЙ

ФУНГОТЕРАПИЯ И ЕЕ ВОЗМОЖНОСТИ

Фунготерапия — это наука о лечении целебными грибами. Истоки этой науки нужно искать в Японии. Уже две тысячи лет назад шиитаке использовали для лечения всевозможных болезней, но секрет выращивания этого гриба хранился в тайне, и только японские микадо могли любоваться своими «грибными плантациями».

Знаменитый врачеватель *Ву Син*, составивший трактат о лекарственных грибах, где описаны свойства более 100 видов грибов, растущих в Китае и Японии, в своем труде указывал, что «целебные свойства грибов много выше, чем лекарственных трав», шиитаке же ученый называл «грибным женьшенем».

Сейчас фунготерапию открыл для себя Запад — научные исследования доказывают все новые и новые свойства грибов. Уже известны новые виды полисахаридов, в том числе знаменитый полисахарид *лентинан* в шиитаке, начаты исследования летучеподобных грибных веществ, так называемых *грибных фитонцидов*.

Россия — страна грибная. Грибы мы любим — жареные, соленые, маринованные. Но лечиться ими не умеем — забыли. Мало кто сумеет назвать хоть пару целебных грибов, ну разве что мухомор и чагу. И все. А ведь раньше в России тоже умели лечиться грибами и знали об их удивительной целебности. Грибную терапию почитали наравне с фитотерапией, и любой порядочный знахарь обязан был знать не только все лечебные травы, но и все целебные грибы в лесу. Например, *лиственничный трутовик* считался традиционным лекарством против туберкулеза и даже служил для России прибыльным товаром. Только в 1870 году Россия экспортировала в Европу 8 тонн сушеного трутовика. Русские «Лечебники» XVIII века советовали натирать экстрактом белого гриба отмороженные части тела, сморчками лечили зрение и нервные заболевания — «падучую, черную немочь», строчками пользовали при суставных заболеваниях.

Груздь перечный применяли при почечнокаменной болезни и бленорее.

Спиртовые настойки из высушенной весёлки обыкновенной издавна использовали при гастритах и других болезнях пищеварительного тракта, а также суставных заболеваниях, доброкачественных и злокачественных опухолях. Опенок осенний используется как легкое слабительное средство. Навозник — излечивает от пьянства.

Кстати, нашумевший препарат из коры тисса — *таксол*, которым сейчас пользуется официальная онкология, в действительности имеет «грибное» происхождение: действующее вещество препарата вырабатывается в древесине тисса эндофитным древесным грибком.

Самые фитонцидные грибы — это наши, русские: весёлка, груздь перечный, рыжик. Признанные же чемпионы по содержанию противоопухолевого полисахарида — японцы: шиитаке, рейши, кордицепс.

Именно грибы сейчас заявляют себя как эффективнейшее средство от рака. И это не мечты, это уже подтвержденные опыты — грибные полисахариды обладают сильнейшими противоопухолевыми свойствами, не имеющими аналога в растительном мире. Но прежде чем говорить об этих свойствах подробнее, давайте обратимся к открытию, которое несколько лет назад стало очевидным прорывом в проблеме рака.

ЛЕКАРСТВО В НАС САМИХ!

Почему образуется рак? Над этой загадкой уже не одно столетие бьется не одно поколение медиков, химиков, биологов. Просматривая литературу, я насчитала более сорока точек зрения на проблему рака, и все довольно оригинальные: медики винят вирусы или наследственность, натуропаты — погрешности в питании, «зеленые» — экологию, целители — гельминтов, хламидий или слизевиков. Тем не менее до сих пор так и не разрешена загадка: почему происходит мутирование клеток организма, почему здоровые клетки превращаются в раковые? Что этому причиной? Вряд ли кто в ближайшее время однозначно ответит на вопрос, почему в организме образуются раковые клетки. Но вот вопрос, как борется организм с постоянно мутирующими клетками, кажется разрешен.

Биохимики прорвали наконец таинственную завесу над этой ужасной болезнью — они открыли синтезируемый в самом организме человека фермент, который уничтожает раковые клетки изо дня в день. Самое удивительное, действие этого фермента — только часть противораковой программы организма, отработанной до мельчайших нюансов, и она не давала бы сбоя, если бы указанный фермент образовывался ПОСТОЯННО.

Что же за фермент так успешно противостоит одной из самых грозных болезней человечества? Это *перфорин*. К сожалению, выработка его в организме с возрастом замедляется, а следовательно, ослабевает и естественный онкологический контроль. И вот медики вдохновились идеей не ждать милостей от природы, а воспроизвести волшебное средство самим, то есть стали пытаться синтезировать перфорин искусственно.

СВОИ ФЕРМЕНТЫ БЛИЖЕ К ТЕЛУ

В одном из номеров за 1997 год авторитетный английский медицинский журнал «Ланцет» дал развернутую статью о новом открытии биохимиков — они нашли в организме фермент *перфорин*, который уничтожает раковые клетки.

Тогда журнал утверждал, что если удастся синтезировать *перфорин*, как, например, *интерферон*, то проблема рака будет разрешена. Действительно, чего уж легче — закапать, скажем, лекарство в нос, как интерферон, и пусть себе работает. Но оказалось все не так просто. Синтезировать-то фермент впоследствии удалось, а вот заставить работать — никак. Искусственный *перфорин,* как потерявшаяся собачонка, шарахался в клеточных недрах и никак не хотел набрасываться на раковые клетки. А все потому, что не захотели должным образом учесть всю сложность и разветвленность иммунной системы.

Совместную деятельность клеток иммунной системы можно было бы сравнить с военной командой, оснащенной химическим и электронным оружием и набором так называемых агентов (в роли одного из них и выступает *перфорин*), которые моментально обмениваются информацией и позволяют корректировать происходящие в организме процессы в зависимости от изменения условий. Внедрить синтезированный *перфорин* — значит подсунуть организму муляж, который не в состоянии приспособиться к механизму работы иммунной системы и следовательно — совершенно бесполезен.

Как же запустить выработку собственного перфорина в организме?

ЯПОНСКИЕ ГРИБЫ РЕШАЮТ ПРОБЛЕМУ

Проблема была разрешена через несколько лет, и с самой неожиданной стороны.

Профессор-фунготерапевт *Горо Чихара* на Первой международной конференции по биологии грибов и грибных продуктов в Гонконге в августе 1998 года подверг критике сразу же две «судьбоносные» теории официальной онкологии: главную идею «уничтожения» раковых клеток лекарствами, химиотерапию и «синтетическую иммунотерапию». Дело в том, что доктор Чихара открыл в грибах шиитаке абсолютно новый тогда, неизвестный ранее полисахарид *лентинан*, но главное — он убедился, что именно этот полисахарид каким-то образом дает толчок к выработке в организме *перфорина*. Открытие позволило ученому утверждать, что проблема рака будет решена в ближайшее время!

Трудно переоценить открытие доктора Чихары, ведь, используя *лентинан* для стимулирования выработки естественного *перфорина*, органично включающегося в работу иммунной системы, можно не просто успешно бороться с опухолевыми образованиями, но и не подвергать при этом и без того ослабленный организм никаким агрессивным нагрузкам, вроде химиотерапии. Чтобы лучше понять это, давайте рассмотрим, как работает иммунная система с точки зрения биохимии.

«ДРАКОНЫ» И «ДВОРНИКИ» ИММУННОЙ СИСТЕМЫ

Представьте, что вы поранили руку — небольшая царапина. Тем не менее хоть и небольшая, а это брешь, через которую внутрь организма тут же начинают влезать микробы и бактерии. И организм выставляет первую линию обороны — *Т-лимфоциты*. Не справились? Мало войско? Началось нагноение? Тогда подходят «боевые драконы» — *макрофаги*, и ранка затягивается. Это ситуация аварийной тревоги при внешнем вторжении.

При образовании раковой опухоли сюжет развивается несколько по-другому. Внедрения извне нет, поэтому «аварийные лампочки» не срабатывают. Здесь действуют рутинные «санитарные системы». Дело в том, что клетки мутируют постоянно, то есть каждый день у нас в организме происходит перерождение каких-то клеток в онкологические. И каждый день организм высылает на работу «дворника» — *перфорин* — разгребать «завалы» (клетки-мутанты невероятно быстро делятся). Если *перфорин* не справляется, то перерожденные клетки, непрерывно удваиваясь, достигают критической массы 600 000 клеток, а это уже опухолевый очаг. Тогда срабатывает «аварийная сигнализация» и на помощь спешат «драконы» иммунной системы. Но ситуация-то уже вышла из-под контроля!

Вся официальная онкологическая иммунотерапия строится на стимуляции «драконов», но, как уже очевидно, без особого успеха. Японский же ученый решил стимулировать «дворников»!

Дело в том, что естественное образование *перфорина* начинает резко убывать после 35–40 лет, а что может сделать один-единственный на целый город дворник — не мне вам рассказывать.

Профессор Чихара, как уже говорилось выше, установил, что некоторые полисахариды (а именно открытый в грибах шиитаке *лентинан*) способны дать толчок к усилению выработки перфорина. То есть, утверждает Горо-сан, достаточно раз в год принимать препарат из шиитаке (вытяжку *лентинана*), чтобы не заболеть раком ни в 30, ни в 40, ни в 70 лет.

ДЕСЯТЬ ЛЕТ ЗДОРОВЬЯ

Свои выводы профессор Чихара подтверждал клиническими испытаниями на крысах и кроликах. Диета участвовавших в опыте животных состояла из сплошных канцерогенов, но раком они не заболели, так как им регулярно вводили *лентинан*.

Однако наиболее впечатляющую картину представляли результаты длительных исследований в группе из 42 добровольцев-японцев, которые каждый день принимали препарат «Шиитаке» и не лечились никакими лекарствами (кроме тех, что принимали до начала эксперимента), за что регулярно получали от пытливого профессора небольшую «пенсию». Во-первых, ни один из испытуемых не заболел раком, во-вторых, у 20% из них регрессировали доброкачественные опухоли.

Эта история вообще заслуживает отдельного рассказа, уже хотя бы потому, что, как в зеркале, показывает отношение клинической официальной медицины к «выскочкам», пытающимся склонить седовласых медиков к альтернативной медицине.

Горо-сан после многочисленных хождений по официальным отделам, естественно, на такой дорогостоящий опыт денег не получил, но был спонсирован одним своим студентом (родители которого держат несколько ресторанов в Токио). Конечно же, договор составлялся с условием, что шиитаке будет испытываться именно как целебная еда. Профессор согласился, так как был доволен такими условиями: пациенты ежедневно получают препарат *лентинан* (экстракт базидиального гриба), а дополнительно еще и питаются порциями шиитаке из ресторана. Кроме того, ученый выхлопотал им небольшие субсидии — 100 иен в месяц.

Добровольцы были приглашены из неврологической клиники и двух домов социальной помощи — для чистоты эксперимента Чихара несколько месяцев затратил на обследование своих испытуемых с целью составления точных диагнозов для каждого. Женщин и мужчин было поровну — 21 и 21, возраст — от

35 до 55 лет. Заболевания: аденома простаты — у шести мужчин, фибромиомы, миомы, мастопатия — у двенадцати женщин, повышенное давление — у всех пациентов, рассеянный склероз — у трех пациентов, красная волчанка — у двух женщин, оперированный рак прямой кишки — у одного мужчины.

Каждый год профессор с помощниками обследовал своих пациентов (как уже говорилось, никаких лекарств, кроме тех, что принимали до эксперимента, они не употребляли) и заносил изменения в карту больного.

Через десять лет после начала эксперимента, в январе 2002 года, в одной из японских газет вышла статья о состоянии здоровья подопечных профессора Чихары: ни один из 42 пациентов не заболел раком. Такой результат японский ученый ставит в заслугу своему препарату, так как практически все добровольцы были из группы риска, — мало того что их возраст был критическим (именно после 35 лет уменьшается выработка *перфорина* организмом), так еще примерно половина пациентов уже страдала опухолевыми заболеваниями, а одному мужчине была удалена злокачественная опухоль прямой кишки. И вот спустя десять лет у мужчины с удаленной опухолью прямой кишки рецидивы отсутствовали, он был здоров и в свои 55 лет неплохо себя чувствовал; у двух пациенток полностью исчезла мастопатия, у одной — рассосалась семинедельная фибромиома.

Доктор Чихара считает, что опыт удался на 100%, так как доказывает, что *лентинан* дает толчок к выработке перфорина, а тот, в свою очередь, защищает организм так же активно, как и в ранней молодости.

Однако то, что для широкой публики явилось неоспоримым доказательством правоты профессора, для медицинских научных кругов, к сожалению, оказалось бездоказательным. Только на том основании, что эксперимент проводился на частные средства, причем заинтересованными людьми, ученому было отказано в рассмотрении результатов исследования, и никаких выводов сделано не было. К счастью, правда, опыт получил широкую огласку и результатом, как всегда, заинтересовались американцы, которые решили провести подобный эксперимент. Они также собираются осчастливить группу добровольцев, наградив их деньгами в настоящем и шансом не заболеть раком в будущем. Деньги для эксперимента выделены огромным фармацевтическим концерном, и исследования имеют ранг официальных медицинских. Группа добровольцев пока только формируется, но уже проведены эксперименты на белых мышах.

Помните знаменитый опыт, описанный во всех медицинских учебниках и многих популярных изданиях? Контрольную группу мышей кормили канцерогенами — остатками пищи, жаренной на сковородке, причем на неоднократно использованном масле. Практически все мыши заболевали раком.

Теперь эксперимент повторили. На канцерогенную диету посадили три группы мышей. Первой группе не вводили ничего, второй — вводили инъекции полисахарида *лентинана*, третью — поили раствором шиитаке. Ни во второй, ни в третьей группах ни одна мышь не заболела раком.

Американские исследователи считают, что уже одного этого опыта достаточно, чтобы объявить полисахарид *лентинан* лучшим и самым эффективным профилактическим средством против рака!

БУДУЩЕЕ ЗА ЕСТЕСТВЕННОЙ ИММУНОТЕРАПИЕЙ

Метод естественной иммунотерапии сейчас применяется во всем мире врачами — натуропатами и фунготерапевтами, и с очень впечатляющими результатами. Создано невероятное количество биодобавок с японскими грибами, которые пользуются большой популярностью, — их употребляют поборники здорового образа жизни. В рекламных роликах в Америке о несомненной пользе шиитаке заявили уже и Майкл Джексон, и Мадонна, и многие голливудские звезды, которые обязательно используют биодобавки с японскими грибами.

В нашей грибной стране о шиитаке известно пока мало. Один из моих читателей прислал весьма любопытную газетную заметку «Мистер Хилл приехал, чтобы делать бизнес» («Известия» от 07.06.91), в которой идет речь именно о шиитаке:

«Первая группа канадских бизнесменов прибыла в Москву, чтобы предложить ряд взаимовыгодных проектов. Мистер Хилл один из них. Вместе со своим компаньоном Си Чан Янь он собирается открыть в Советском Союзе совместное предприятие по производству грибов. Странная, казалось бы, идея — ехать в Россию разводить грибы, все равно что в Тулу — делать пряники. Однако не все так просто. Грибы, которые канадские фермеры выращивают по специальной и очень сложной технологии на экологически чистой древесине дуба или каштанового дерева, не просто еда, а средство восточной медицины: очищают организм от холестерина, понижают давление, укрепляют иммунитет, являются универсальным противоопухолевым средством. Именно поэтому эти грибы пользуются неограниченным спросом на мировом рынке...»

Сразу же скажу, что этот канадский бизнесмен спонсировал клинические испытания японских грибов шиитаке и рейши в Московском кардиологическом центре, где было абсолютно доказано, насколько высока их лекарственная способность для лечения гипертонии и сердечно-сосудистых заболеваний. Такие же испытания должны были проводиться в онкологической клинике, но уже набирала пик перестройка, и канадские бизнесмены просто не решились делать что-либо в разрушенной стране. Инициатива сошла на нет, оставив только результаты клинических исследований. Отечественной медицине также было не до этого, и перспективное направление было попросту забыто.

Только в 1997 году, имея на руках документы клинических испытаний и уже наработанный заграничный опыт, мне удалось заинтересовать отечественные фармацевтические структуры. Первые же вновь проведенные опыты показали, насколько действенен новый препарат, разработанный на базе Санкт-Петербургской фармацевтической академии, и насколько он универсальнее заграничных биодобавок. Этот препарат называется «Шиитаке».

В Петербурге был создан некоммерческий консультативный Центр фунго- и фитотерапии, в котором каждый может получить любую бесплатную консультацию по любому диагнозу.

Забегая вперед, скажу: лечение опухолей строится именно по этому принципу — пытаться грибными препаратами наладить выработку *перфорина* организмом. При нормальном уровне *перфорина* организм самостоятельно справляется с мутированными онкологическими клетками. Кроме того, грибы препятствуют перерождению уже имеющихся доброкачественных опухолей в злокачественные (особенно это необходимо при так называемом «облигатном раке», то есть предраке — некоторые формы полипов, эрозий, гастритов и т. д.). Грибные препараты («грибная тройчатка») рекомендуются по прописям Бадмаева при любых стадиях рака с замечательным эффектом.

В следующей главе поговорим подробнее о доброкачественных и злокачественных опухолях и способах их лечения грибами.

Глава 2
ЧТО НУЖНО ЗНАТЬ ОБ ОПУХОЛЯХ

ОРГАНИЗМ — СИСТЕМА САМОКОНТРОЛИРУЕМАЯ

Наш организм — это удивительно умная и самовоспроизводящая система. Причем природой или сверхразумом предусмотрено, чтобы организм не только работал по плану, но и имел самоконтроль. Вот этот самоконтроль и есть самая неизученная функция организма. Биохимикам прекрасно известны, конечно, «системы SOS» организма, когда он защищается от вторжения, используя ресурсы иммунной системы. Но дело в том, что эта работа — экстренная, равнозначная тому, что происходит, например, в обычной квартире, где случается пожар или прорывает трубы и начинается затопление, — вызываются специальные команды, пожарная или сантехническая, и аварию или пожар устраняют. Заметьте, именно так работает и организм: при пожаре он не станет вызывать бригаду сантехников, а при затоплении пожарников. У него есть система накопления информации и система немедленного реагирования на конкретную информацию. Чем не компьютер!

Но есть и такие системы, которые работают в обычном рабочем режиме. Представьте теперь жизнь обычной квартиры: каждый день кто-то должен стирать пыль, выносить мусор, мыть посуду, дезинфицировать санузел. Если это каждый день не делается —

что может произойти с квартирой? Так и в организме есть системы, ответственные каждая за свою операцию «уборки» (в отличие от квартиры, где за все отвечает одна хозяйка). *Перфорин* каждый день «выносит мусорное ведро» с мутированными онкологическими клетками. *Интерлейкин-1* «стирает пыль» с патогенными микробами и токсинами. *Интерлейкин-2* — «наводит порядок в бельевом шкафу», следит, чтобы регенерация организма шла строго по плану, и не допускает «фантазий» в виде наслоения доброкачественных клеток, то есть не дает образовываться доброкачественным опухолям.

Иногда бывает, что на каком-то этапе эта система начинает давать сбои (может быть, «дворник» или «домработница» заболела). Но это, скорее, может произойти в молодом организме, когда, например, у двухлетних детей совершенно необоснованно начинают образовываться полипы или фибромы. Это нонсенс, исключение из правил, и говорит о каком-то дисбалансе.

Бывает пробуксовка систем и другого рода, когда у сорокалетних людей они начинают работать «через раз», вследствие того, что организм, вероятно, истощается, — слишком часто приходилось приводить экстренные бригады скорой помощи, и на повседневную уборку уже не хватает сил.

Однако не будем рассуждать о причинах снижения образования ферментов (своего рода двигателей обсуждаемых систем) — пока на этот вопрос доказательно не может ответить никто. Просто констатируем факт: ферменты начинают вырабатываться спустя рукава, и нужно придумать, как заставить организм опять активизировать свои «уборочные» системы. К счастью, эта задача уже имеет свой ответ.

Опытным путем (вспомните исследования доктора Чихары) было установлено, что заставить организм вырабатывать необходимые ферменты могут шиитаке.

ПЕРВЫЙ ЗВОНОЧЕК, ИЛИ КОГДА НАДО ЗАДУМАТЬСЯ

Задуматься желательно до того, как врач поставит диагноз: миома, или мастопатия, или аденома, или же полип. Необходимо понять — просто так, ни с того ни с сего, опухоли не образуются. Всегда можно поймать отправную точку этого процесса.

Первое, что должно насторожить, это папилломы и различные бородавки. Если вы видите у себя подмышкой или на шее даже маленькую тоненькую папилломку — это означает, что система «дворников» вашего организма дает сбои. Конечно, от этой папилломы еще очень далеко до миомы или аденомы, но пробуксовка системы уже налицо. Одной папилломой дело, как правило, не заканчивается, и они начинают образовываться с завидным постоянством, а также расти. Можно, разумеется, пойти и удалить лазером эти новообразования из косметических соображений, но нужно четко знать: никакая хирургическая операция не остановит *процесс* их образования. Мало того, хирургическое вмешательство, наоборот, провоцирует процесс образования доброкачественных опухолей, и они растут с удвоенной силой. Причем не только на месте операции, а буквально рассыпаясь по всему телу. А вот что нужно делать, так это *купировать процесс* опухолеобразования. И только потом уже убирать очаги новообразований.

После папиллом и бородавок на теле возможно появление уже более крупных и более серьезных новообразований — жировиков, фибром, аденом, полипов и т. д.

В нашем Центре фунготерапии в Санкт-Петербурге разработаны различные программы и методики лечения этих новообразований. Например, при появлении папиллом вполне достаточно пройти один-два курса лечения шиитаке — гриб заставит организм вырабатывать нужные ферменты и не допустит развития доброкачественных и злокачественных опухолей. Для других новообразований разработаны методики с привлечением целебных свойств других грибов (это множество наших — строчки, сморчки, весёлка обыкновенная, навозники, чесночники, негниючники, и опять же японские — шиитаке, рейши, мейтаке, кордицепс). Приводить здесь полное изложение моих методик нецелесообразно, так как главное в любой из них — индивидуальное восприятие организма; просто покажу на нескольких примерах, как грибы лечат (и излечивают!) новообразования.

ПОЛИПЫ — САМЫЕ КАВЕРЗНЫЕ ОБРАЗОВАНИЯ

Полип — это вырост поверхности слизистой оболочки (но не кожи). В некоторых органах (желудок, кишечник, матка, мочевой пузырь) аденомы могут выступать над поверхностью слизистой оболочки или свисать в просвет на ножке в виде полипа.

Полип — крайне каверзное новообразование, так как после хирургического удаления полипа они вырастают с удвоенной силой. Причем очень быстро. Это именно тот вариант, когда я могу сказать однозначно: нужно сделать все возможное, чтобы операцию по иссечению полипа оставить на самый крайний случай.

В нашем Центре мы справляемся с полипами неплохо. Методика включает в себя клизмы при полипах в кишечнике и спринцевания при полипах женской половой сферы, а также прием внутрь нескольких видов грибов, настоянных на водке или воде. Обычно через месяц-полтора активной терапии полип отходит сам, вызывая лишь легкое кровотечение. На этот случай наши медики всегда дают предварительные указания: чего ждать от такого самопроизвольного отхождения и что делать, если кровотечение оказалось сильнее, чем ожидалось (такое бывает крайне редко при самопроизвольном отхождении полипа).

Приведу несколько историй болезни.

Женщина 48 лет, *полип шейки матки*.

Была назначена операция, но решила повременить, так как было опасение, что этим полипом дело не кончится — опухолевые образования уже пошли по всему телу (жировики на предплечьях и коже головы, папилломы на шее).

Рекомендации: спринцевания настоем чистотела, чередуемые со спринцеваниями ионным серебром; прием внутрь слабой концентрации того же ионного серебра, шиитаке и настойки весёлки обыкновенной для подавления опухолевого процесса в организме.

Через два месяца от начала лечения утром при мочеиспускании с незначительной кровью вышло образование, по виду напоминающее крохотную красную капусту.

Сразу же отмечу, этот полип необходимо поместить в баночку с небольшим количеством водки и таким образом сохранить его для последующей гистологии — любой полип необходимо проверить на онкологические клетки.

К счастью, в этом случае это был доброкачественный аденоматозный полип.

В последующие два года полипы не образовывались, жировики понемногу начали рассасываться.

🚑 Мальчик 6 лет, *полип прямой кишки*.

Рекомендации: клизмы с ионным серебром каждый день, водные настои шиитаке и чаги.

Полип отошел через три недели с небольшим количеством крови.

🚑 Юноша 16 лет, *полип слизистой желудка на широком основании*.

Рекомендации: прием ионного серебра, водных настоев чаги и шиитаке.

В течение двух месяцев полип заметно уменьшился.

Поясню, что методика применения клизм и спринцеваний для стимулирования отхождения полипов ненова — ее разработал в пятидесятые годы воронежский профессор *Новиков*, который смог доказать, что без операции можно обойтись, сначала иссушив и истончив ножку полипа травяными сборами, а потом спровоцировав его отхождение клизмами. По наблюдениям ученого, случаи повторного появления полипов после такого лечения крайне редки; при хирургическом вмешательстве полипы появляются вновь практически всегда, причем уже и на других участках. Объяснить это тогда (как, впрочем, и сейчас) медики не могли. Это осталось загадкой. Хотя очень интересную гипотезу повторного спонтанного появления опухолей в организме я нашла в книге физиков *Тихоплавов*, живо интересующихся биоэнергетическими проявлениями любых заболеваний и пытающихся доказать их разумность. Отрывок из моего интервью с этими исследователями привожу ниже.

НЕ НУЖНО АГРЕССИИ ДАЖЕ В БОРЬБЕ С ОПУХОЛЯМИ

Итак, вот что утверждают Тихоплавы. Выводы, как говорится, делайте сами.

Тихоплавы. Не только теоретически, но и на основании многих проведенных физических исследований уже мало кто сомневается в существовании сверхразума. Бог существует, и серьезные ученые это уже признали. Вот, например, заявление с трибуны академика РАН Н. П. Бехтеревой: «Всю свою жизнь я посвятила изучению самого совершенного органа — человеческого мозга. И пришла к выводу, что возникновение такого чуда невозможно без Творца». И мы пришли к тому же.

Но каждый творец своей жизни сам. Нужно только знать законы Здоровья и им следовать. А законы очень просты — это хорошо всем известные заповеди Библии. Следуя им, вы поддерживаете в равновесии свое биополе, оно же, в свою очередь, корректирует работу ваших органов. А то, что биополе реально, — это уже физически подтвержденный факт. Серьезное учреждение, ВНИИ «Бинар», в лице его руководителя, доктора технических наук Э. Крюка, заявляют следующее: «Нам даже удалось измерить диапазон биополя в радиочастотах — 7–8 мм. И еще доказано, что человек — это резонансный контур, а весь мировой эфир пронизан виртуальными фотонами, которые не имеют преград». Видите, и здесь физика.

И. Ф. Значит, если человек живет по этим заповедям — не убий, не укради, не прелюбодействуй... — то он может не волноваться о своем здоровье?

Т. В принципе вы правы. Но существует еще и масса негативных эмоций, которые создают так называемые отрицательные торсионные поля, которые «раскачивают» биополе. Это зависть, злость, равнодушие, жадность. И это вполне регистрируемые излучения, которые дают отрицательный толчок к развитию болезней.

И. Ф. А почему многие из знаменитых убийц и преступников обладали неплохим здоровьем и умерли своей смертью?

Т. Этим вопросом заинтересовались японские исследователи, и профессор *Ямамото* провел серию опытов — он плавил ядра клеток лазером и регистрировал излучение. Неповрежденные клетки давали излучение «пения гимна жизни», при температуре 42 °С они «жаловались криками», а при плавлении начинали «визжать от ужаса». Так, утверждает Ямамото, реагирует любая живая клетка на агрессию по отношению к ней. Но самое главное — они образуют фантомы, которые тоже регистрируются приборами. Во время убийства происходит образование фантома. Он повреждает генетический аппарат убийцы (мстит), вызывая тяжелые психические расстройства. Если его не одолеют болезни тела, то ему грозит безумие и самоубийство. Вспомните историю. Кроме того, убийца обрекает на вырождение свой род. Потомки убийцы будут болеть, спиваться, сходить с ума.

И. Ф. Думаю, среди нас убийц не так много, а процент больных — колоссальный. Почему?

Т. Вы не задумывались, почему любая религия запрещает аборты? Ведь это тоже страшное преступление, которое «корежит» биополя супругов. Многие знают, что такое фантомные боли: ногу отняли, но в плохую погоду «пустое» место начинает болеть. Оказывается, нечто подобное происходит, когда убивают младенца в утробе матери. Когда вакуумный отсос разрывает на части тело плода, образуется его фантом, который остается в матке. Биологическая активность этого фантома так велика, что он повреждает генетический аппарат женщины и ее партнера.

Хотя через сорок дней плотный каркас фантома распадется, этого времени достаточно, чтобы в матке образовалась «волновая рана». Если женщина опять зачнет и зародыш прикрепится к больному месту, то ребенок будет обречен на болезни и преждевременную смерть. Даже если ему повезет и он прикрепится к здоровому месту, то все равно получит повреждающее воздействие. Фантом убитого младенца всю жизнь матери будет жаловаться ей на свою несчастную участь, «рассказывать» об этом своим младшим братьям и сестрам, отцу. Только свои речи он будет произносить на языке генетических кодов, которые вызывают расстройства души и тела тех, к кому обращены. А сколько таких «стенаний» носит в себе современная женщина — задумывались?

И. Ф. А если убивают, например, опухоли в организме, они тоже создают фантомы?

Т. Несомненно. Любая агрессивно уничтоженная клетка, орган и т. д. создает фантом. А так как они могут «реанимировать» себя без участия ДНК, то и получается, что на месте удаленного полипа растут три новых. Даже убитые антибиотиками микробы создают фантомы, с удвоенной силой размножаясь и мутируя. Что делать? Вот в этом случае приходит на помощь мудрость народной медицины — никакой агрессии, только лечение природными лекарствами. Их много — минералы, травы, грибы, солнце, вода. Это корректирующее лечение измененной клетки. Она под действием трав не уничтожается, а изменяется, не образуя фантома.

И ОПЯТЬ О ЩАДЯЩЕЙ МЕТОДИКЕ

Как я уже сказала, эта методика была разработана в пятидесятые годы и прекрасно себя зарекомендовала, но потом была забыта. Мало того, проктологи часто специально предупреждают не делать клизмы, вдруг, мол, оторвется полип — беды потом с вами не оберешься, начнется спонтанное кровотечение. Это все — от незнания. Опасные кровотечения возникают при насильственном хирургическом вмешательстве, когда полип к удалению не подготовлен; естественно, при операциях кровотечения возникают очень часто. При естественном отхождении полипа это бывает крайне редко.

Теперь приведу письмо из газеты «Здоровье» о лечении щадящим методом.

«Сорок лет назад мы жили в Алжире — муж был военным специалистом. Не знаю, что послужило причиной, но когда мы вернулись домой, в Россию, сразу образовалась у нас куча болезней. Про себя не буду рассказывать, а о сыне и муже расскажу.

Сначала обнаружили полип в прямой кишке у мужа — на очередной медкомиссии. Разговаривать долго не стали, а сразу назначили на операцию; она, правда, была несложной — просто иссекли полип через анус. Через три месяца обнаружили еще два полипа выше — опять операция. Теперь уже сложная. Через год — полипы в сигмовидной кишке, и опять операции, а как следствие — комиссование.

Через год — еще полип. И тогда мы отправились к профессору Новикову, который продержал моего мужа два месяца в больнице, но все-таки полипы (а их уже было три штуки) вышли сами. А метод весь — клизмы с чистотелом, с коллоидным серебром, солью.

Прошло более 30 лет, полипов больше нет. Кстати, у нашего десятилетнего сына тогда же образовался полип в прямой кишке (на 3 см выше ануса), и нас тоже стали заставлять делать операцию, но я отказалась. Новиков за две недели вывел этот полип естественным образом».

Епифанова Т. Р., Нововоронеж

ДОБРОКАЧЕСТВЕННЫЕ ОБРАЗОВАНИЯ ЖЕНСКОЙ ПОЛОВОЙ СФЕРЫ — МИОМЫ, ФИБРОМИОМЫ

Рассчитывать на быстрое рассасывание этих образований не приходится, здесь нужен упорный труд, и именно потому, что любые новообразования женской половой сферы — это серьезные гормональные нарушения.

Шиитаке начинает работать в организме избирательно: сначала он «латает» гормональные нарушения и только потом уже, наладив сбалансированность организма, берется за новообразования.

Вот, например, интересное письмо больной рассеянным склерозом, которая с мая 2002 года начала маркерный курс шиитаке. Мало того что улучшение наступило по основному заболеванию, но еще и рассосалась фиброма. И это получилось за 4–5 месяцев.

«До лечения: адские головные боли, не могла писать, рука ручку не держала, сильно качало в сторону. Фиброма 8 недель. Часто повышалось давление.

Начала курс лечения в мае 2002 года. Первые две недели была тошнота, головокружение. К десятому дню тошнота исчезла, головокружение значительно уменьшилось. После перерыва появились на короткое время судороги.

Сейчас все хорошо, болезнь почти не проявляет себя. Осталась только слабость в ноге. Давление почти стабилизировалось.

Через 3 месяца после начала лечения сделала УЗИ. Фибромы нет!»

Кончиц Валентина Владимировна, г. Гомель

Еще один очень показательный случай. Женщина 42 лет только что вышла замуж — по ее словам, наконец-то встретила человека своей мечты и очень хочет родить ребенка (детей до этого не было, два аборта). Врачи при осмотре нашли несколько фиброматозных узлов, один из которых достаточно большой — 5–6 недель. Предложили операцию, но сразу предупредили, что удалено будет все — и матка, и яичники.

Врачи нашего Центра взяли на себя ответственность и повременили с операцией, назначив грибную методику. Через полгода необходимость в операции отпала — фиброма резко сократилась, а мелкие фиброматозные узлы рассосались. Мало того, через 8 месяцев женщина забеременела.

Глава 3

ИССЛЕДОВАНИЯ В ОБЛАСТИ РАКОВЫХ ЗАБОЛЕВАНИЙ

ТЕОРИИ, ТЕОРИИ...

Как уже говорила выше, не стану касаться причин возникновения рака — этого грозного заболевания, поистине бича Господня. И по одной простой причине — потому что даже сами онкологи, хотя и стараются, и пишут книги, и пытаются обосновать свои наблюдения, по большому счету так и не знают, отчего образуется рак. Сейчас официальная онкология склоняется к гипотезе вирусной природы образования рака, а неофициальная медицина, как я упоминала в начале книги, выдвигает самые разнообразные и самые фантастические предположения, в том числе в качестве причины рака рассматриваются трихомонады и гельминты. Существует и грибковая теория. Кстати, вот она как раз мне кажется самой разумной, но, конечно, не с позиции лаборантки одной поликлиники, которая обвинила во всем безобидного слизевика, якобы заражающего людей и вызывающего рак. Думаю, что конкретно слизевик здесь не при чем, а вот грибковая патология при раке явно налицо.

Напрасно обвиненный гриб-слизевик

Об этом удивительном создании мало кто знает, хотя встречается он достаточно часто. Больше всего слизевик напоминает именно гриб, хотя микологи сейчас больше склонны отнести его все-таки к классу животных.

Итак, упомянутый выше лаборант одной поликлиники *Л. Н.Козьмина* (это достаточно известная теория, и я не стану пересказывать ее) обвинила слизевик в заражении людей раком. И совершенно напрасно — не виновен он в этом! Хотя эта теория уже пошла гулять по страницам газет и журналов, и, что самое удивительное, — нашлись даже люди, излеченные от этих слизевиков.

Тем и сильны фантазии, что завораживают даже людей образованных. Один умный журналист в красках описывал мне, насколько это близко к истине — коварные слизевики губят людей. Да вот только одно замечание — слизевики не паразитируют на организмах, не приспособлены они к такому питанию. Они сапрофиты и стараются держаться поближе к гниющей древесине. И ничего с этим не поделать, точно так же, как не заставить корову вместо травки перейти на питание мышами.

Однако фантазия эта косвенно задела *микотическую теорию рака* — действительно, скорее всего, онкологию вызывают колонии мутированных грибков, в изобилии селящихся в нашем организме. Приведу отрывок из одной любопытной аифовской статьи.

«...Микробиологам удалось доказать, что некоторые из грибков вырабатывают токсин, способствующий развитию раковой опухоли как у животных, так и у людей. На недавно прошедшей в Соединенных Штатах Америки конференции к числу таких грибков причислили и обыкновенные дрожжи. (Замечу, что таких видов грибков, вызывающих онкологию, насчитали около 30 видов. — *Комм. автора*.)

Открытие микотоксинов, или токсинов плесневых грибов, может оказаться одним из важных ключей к разгадке тайны рака. Ученые полагают, что причина возникновения этой болезни кроется в изменении генетического кода клетки. Миктортоксин нарушает нормальное клеточное размножение и провоцирует хаотичное размножение с образованием опухоли. В ее развитии активное участие принимают бактерии, паразиты и сами грибки. Первыми об этом открытии заявили немцы. Профессор Кельнского университета *Герман Вольф* в течение 37 месяцев выращивал злокачественную опухоль в пробирке с раствором дрожжевого грибка. Размер опухоли утраивался в течение одной недели, но как только из раствора убирали дрожжи — опухоль погибала. Отсюда был сделан вывод, что в экстракте дрожжей содержится вещество, определяющее рост раковых клеток. Его российский коллега, доктор *Владислав Голубев*, объяснил это явление тем, что дрожжи обеспечивали раковые клетки различными стимулирующими питательными веществами, например глюкозой. Однако Голубев усомнился в том, что подобная реакция может произойти в организме человека. «Живой организм — не пробирка», — заявил он, комментируя результаты немецких экспериментов.

Между тем выдающийся русский ученый *В. Караваев* еще в 30-е годы выдвинул теорию об отрицательном воздействии на организм продуктов брожения, то есть продуктов жизнедеятельности дрожжей. По мнению Караваева, продукты брожения способствуют сдвигу кислотно-щелочного равновесия

(КЩР) крови, а следовательно, и клеток организма в сторону повышения кислотности. А ведь известно, что определенные отклонения КЩР крови от нормы, как в сторону повышения кислотности, так и в сторону щелочности, приводят организм к гибели. Но исследования Караваева были благополучно отправлены в архив и забыты.

С появлением электронных оптических приборов уже европейцам удалось доказать то, насколько русский микробиолог был близок к открытию. Споры грибков поступают в организм либо вместе с пищей, либо разносятся кровью из пораженного грибницей места. Отыскав для себя ослабленный участок ткани, они прикрепляются к стенкам капилляра и прорастают внутрь.

Обыкновенный дрожжевой грибок не выживает в человеческом организме из-за высокой температуры тела. Но благодаря стараниям генетиков в начале 60-х был выведен особый вид термоустойчивых дрожжей, прекрасно размножающийся при 43–44 °С. На хлебопекарном производстве такие дрожжи используют для ускорения процесса закваски теста. Покупая плохо пропеченный хлеб (что в России не редкость), мы вместе с хлебом покупаем, а затем и поедаем настоящий гриб-убийцу. В человеческом организме существуют клетки фагоциты, отвечающие за иммунитет. Так вот, дрожжи-киллеры способны не только противостоять натиску фагоцитов, но и убивать их. В течение жизни грибок накапливается в организме, завоевывает его: размножаясь, пожирая полезную микрофлору, вызывая болезни желудочно-кишечного тракта и ослабляя иммунитет. Получается своеобразный дрожжевой СПИД.

Во времена Первой мировой войны немецкие ученые усердно трудились над проектом «Дер кляйнэ мердэр» (маленький убийца) по созданию биологического оружия на основе дрожжей. По их замыслу дрожжевой грибок после попадания в организм должен был отравлять человека продуктами своей жизнедеятельности. Оружие так и не было создано. Причиной неудачи немецких биоинженеров стала чрезвычайная медлительность дрожжевых клеток. Подкармливание раковых образований и борьба с иммунитетом человека может длиться годами, но в результате так и не победить человека, хотя случаи смерти от дрожжей не редкость.

Современные микробиологи твердо убеждены, что именно процессы брожения, проходящие в организме благодаря дрожжам, являются причиной снижения иммунитета и возникновения рака. Но напрашивается вопрос: почему так поздно спохватились? Дело в том, что токсины плесневых грибов действуют даже в чрезвычайно малых количествах. Поэтому и обнаружить их долгое время не удавалось. Есть и еще одна причина. Сейчас известно около тысячи видов дрожжей. В связи с нарушенной экологией дрожжи мутируют, создавая неизвестные подвиды, а значит, на доказательство полезности или вредности каждого из видов потребуется не один год» (по материалам статьи Вячеслава Волкова, «АиФ-Здоровье», 1996).

ТАК ВСЕ-ТАКИ «РАК» ИЛИ «ГРИБ»?

Мне представляется очень интересным рассуждение целителя *Владимира Андреевича Миронова*, бывшего ветеринара, который с помощью своей мухоморной настойки (кстати, баснословно дорогой) лечит рак. Привожу здесь его рассуждения, более всего интересные именно как наблюдения.

«С опухолевыми заболеваниями человечество сталкивалось на протяжении всей своей истории. В наши дни, несмотря на все достижения современной медицины, эта проблема стоит особенно остро. От онкологии в России ежегодно умирают более 6 миллионов человек. Это страшная цифра.

Увы, современная медицина причину раковых заболеваний не нашла до сих пор. Гипотез много, но ни одна из них не отражает сути онкологического процесса, в чем убедился и я в процессе своей лечебной практики. Мне пришлось перечитать не один десяток книг по лечению опухолей различной этиологии травами, настойками, уринотерапией, другими средствами народной медицины.

В Матенадаране, знаменитом хранилище древнеармянских рукописей, имеются книги, где причиной опухолей признается плесень. Там же указывается, что кормление птиц пораженными плесенью картофелем, зерном и другими кормами приводит к заболеванию опухолями. А плесень — это грибы-микромицеты.

Заметна четкая связь развития опухоли с распространением гриба-паразита. Сначала в организм попадает спора гриба — это является первичным очагом. Постепенно прорастая, мицелий гриба занимает все большую площадь. Начинается формирование плодового тела гриба. Это можно сравнить с возникновением объемного новообразования (опухоли) у человека. Развившееся плодовое тело растет и образовывает огромное количество спор, которые, отсеваясь, дают начало новым грибницам, подобно тому, как рак распространяет отдаленные метастазы.

Впервые токсины патологических грибков были обнаружены в человеческом организме южноафриканским врачом Джоффи Дином, работавшим в госпитале в Порт-Элизабет. Впоследствии была доказана их способность вызывать онкологические заболевания.

В свое время мне довелось работать ветврачом в одном из колхозов Владимирской области. Я заметил, что если в стаде корова заболеет лейкозом (опухолевое заболевание крови), то ее сразу же необходимо изолировать, иначе произойдет заражение остальных животных. А ведь, согласно теории, онкологические заболевания не считаются заразными.

В течение длительного времени я искал методы эффективной борьбы с этими заболеваниями. Наконец обнаружил, что у больных и ослабленных телят после выпасов в лесу состояние улучшалось. Я поинтересовался у пастухов: не замечали ли они чего-либо необычного в поведении телят? Пастухи рассказали, что больные телята искали в лесу и ели красные мухоморы, а затем выпивали много воды. Вскоре их начинало сильно трясти, но через некоторое время они успокаивались и постепенно шли на поправку.

Это навело меня на мысль о лечебных свойствах мухомора, но твердое убеждение пришло позже, после проведения эксперимента на животных с заболеваниями легких и желудочно-кишечного тракта. Я мелко крошил мухоморы и добавлял в комбикорм больным телятам, которых уже не выпускали на пастбище. Через некоторое время я обнаружил, что животные, получавшие на фоне основного лечения мухоморы, выздоравливали намного быстрее, чем те, которых лечили только обычными медикаментами. При патологоанатомическом исследовании павших телят из группы, которую продолжали пасти в лесу, выяснилось, что животные болели опухолевыми заболеваниями, но опухоли у них значительно уменьшились в размерах и распались на несколько мелких частей, а в желудочно-кишечном тракте было большое количество слизи, смерть же наступила вследствие интоксикации. На мой взгляд, из-за бесконтрольного поедания мухоморов. В экспериментальной группе гистологическое исследование обнаружило лишь следы бывшей опухоли при отсутствии метастазов. Таким образом, применение мухоморов в строго определенных дозах привело к излечению опухолевого заболевания, в то время как бесконтрольный прием стал для животных ядом.

Найдя подтверждение своим взглядам в старинных книгах по народной медицине, я стал более активно применять мухоморы в виде пищевой добавки (настойки) для больных животных. В дальнейшем я выяснил, что настойка кроме противоопухолевого эффекта обладает еще и иммуностимулирующим действием.

Затем я стал задумываться, а нельзя ли помочь и людям, страдающим опухолевыми заболеваниями? Правда, долго не решался применить мухоморную настойку. Помог случай.

Однажды знакомая попросила помочь дочери, которая страдала раком легкого. Состояние больной было очень тяжелое. На свой страх и риск дал ей настойку красного мухомора, рассказал, как принимать ее. Положение этой девочки было столь безнадежным, что мой рискованный метод показался мне оправданным.

Через три месяца пришла ко мне мать больной и со слезами радости рассказала, что дочь на 15-й день встала, начала понемногу есть. К концу третьего месяца больная уже чувствовала себя хорошо, прибавила в весе. Но самое удивительное, что те врачи, которые определили рак легкого 3-й степени и, разведя руками, отправили обреченную домой, через 6 месяцев не смогли обнаружить и следов опухоли!

Прошли годы. Я получил медицинское образование, стал работать в народной медицине. И понял, что методика, которую я применяю, является одним из направлений гомеопатии — лечение подобного подобным. Так, например, способность грибов-трутовиков излечивать опухоли известна с давних времен. А ведь это не что иное, как наросты-опухоли, растущие на деревьях. По преданию, русский князь Владимир Мономах избавился от рака губы благодаря березовому грибу-тутовику».

ПОДОБНОЕ ЛЕЧИ ПОДОБНЫМ

Не знаю, кто из современных авторов, пишущих о природе рака, ближе к истине. Не буду утверждать, что и сама знаю тайну возникновения рака.

Но я уверена в одном: основной принцип гомеопатии — подобное лечи подобным — в случае лечения рака грибами работает стопроцентно. И никакой болиголов или аконит им и в подметки не годится. Кстати, говорю об этом не голословно, и хотя боюсь обидеть признанных корифеев в деле лечения опухолей растительными ядами, но тем не менее однозначно утверждаю — исцелений рака народными методами далеко не так много, как принято писать об этом в разного уровня прессе оздоровительной тематики. Весь этот шквал «чудесных исцелений» зачастую состоит из писем, написанных самими ретивыми журналистами; чтобы газету покупали более активно — нужна сенсация, а чем не сенсация излечение ракового больного? Часть писем — от читателей, которым очень хочется выдать желаемое за действительное, типа «...у меня на щеке был рак, но я пользовалась уриной, и все прошло». Был ли на самом деле рак, этого никто не знает, так как пациент к врачам не обращался.

Из всех газет оздоровительного толка я знаю лишь несколько, которые действительно честно публикуют только реальные письма пациентов и, мало того, собирают статистику по тем или иным методам лечения рака. Могу и назвать их, так как очень уважаю редакторов этих газет за честность и стремление не деньги заработать на своих читателях, а помочь им. Это глубокоуважаемые мною: московский Вестник «Здоровый образ жизни» («ЗОЖ»), выходящая огромным тиражом газета, известная у нас и за рубежом, редактор *Анатолий Михайлович Коршунов*, бывший спортсмен; и небольшая (хотя какая небольшая — 100-тысячный тираж) алтайская газета «Вестник надежды», редактор *Галина Ивановна Гончаренко*.

Имея почти пятнадцатилетний опыт работы с оздоровительной литературой (а первая моя книга была как раз о методах лечения рака нетрадиционными методами), могу сказать одно — самое страшное в лечении рака — это разобщенность методов официальной онкологии и народной медицины. Причем виновата в этом консервативность (если не сказать грубее — узколобость) чиновников от медицины. Впрочем, узколобость и невежество некоторых «целителей» также потрясает своей безапелляционностью.

Ко мне приходит очень много писем (поначалу это весьма раздражало служащих моей почты, сейчас не только привыкли, но и стали относиться с сочувствием — видят, сколько приходит телеграмм и с каким текстом). И в большинстве писем основной мотив — «дайте рекомендации, как вылечиться от онкологии, от операции принципиально отказались». Сразу же скажу, рак — это небезобидное заболевание, и нельзя так просто отказываться от хирургического вмешательства, поверив кому-либо или чему-либо. Счастье, если мне удается уговорить человека принять правильное решение. Например, позвонил мне из Прибалтики 50-летний Аркадий Данилович, решил проконсультироваться на всякий случай — рак прямой кишки, опухоль операбельна, врач настаивает на операции, но он ни в какую. Сейчас голодает 35-й день по Бройсу, делает микроклизмы с уриной. У меня хочет узнать, когда выходить из голодания. На мое «немедленно» даже рассердился. Разве я не знаю, мол, сколько людей Бройс спас от рака голоданием? Я отвечаю, что не знаю лично ни одного человека, которого бы в наши дни спасло от рака голодание, зато мне отлично известно, что онкологические клетки активно делятся вне зависимости от того, получает человек питание или нет, — они выбирают свое из организма. Уговорила — операцию сделать успели.

Кстати, справка для тех, кто бездумно верит в голодание. За 35 дней голодания, когда, по всем уверениям, опухоль должна была бы начать исчезать, якобы потребляемая организмом в пищу, этого не произошло. Мало того, опухоль выросла вдвое. После химиотерапии Аркадий Данилович принял курс лечения шиитаке, настоем чаги и коллоидным серебром. Прошло три года — никаких рецидивов нет, человек трудится и живет абсолютно спокойно. Для профилактики он проходит курс шиитаке и курс (капельный) аконита — на всякий случай.

Подобных примеров могу привести массу, и твердо уверена — нельзя отказываться от операции, кто бы и что бы ни обещал. Опухоль, которая вышла за пределы критической массы, крайне агрессивна и делится неимоверно быстро. Причем старые, «заматерелые», онкоклетки меняют свою структуру — известкуются и практически не поддаются действию яда — даже циклофосфан им не страшен.

Есть у меня и другие примеры — печальные. Эти письма я откладываю, чтобы когда-нибудь воспользоваться ими и написать книгу о «методах» горе-целителей. Оговорюсь сразу же, я ни в коей мере не против антираковых методов народной медицины и понимаю, что это нужно. Но никогда не прощу тех целителей, которые категорически требуют подчиняться их и только их методу. Например, есть в Петербурге некая *Астхита*. Я не знаю, кто она, знахарь либо целитель, но на ее счету много неудавшихся лечений. Пользует она настойкой зеленых грецких орехов на керосине. Причем настоятельно рекомендует не делать операцию, дескать, вконец загоните иммунную систему. У меня пачка писем подвергшихся подобному лечению (за круглую, кстати, сумму) больных с криком о помощи — что делать? Опухоль развивается стремительно, и на груди уже воронкообразная опухоль — чем можно помочь?

После такого лечения — керосином, водкой с маслом (метод действенный, но применимый только в крайних случаях, когда ничто уже помочь не может, а все потому, что автор метода отрицает любое лечение — и официальное, и неофициальное), уриной, голоданием и т. д. — говорить о полном излечении не приходится, можно только постараться продлить жизнь. У нас в Центре разработана методика помощи больным, от которых отказалась официальная медицина да и целители тоже развели руками, предварительно «пролечив» за энную сумму.

И если в случаях после проведенной операции мы обычно назначаем щадящий курс «грибной тройчатки» — шиитаке, чага, весёлка обыкновенная — плюс коллоидное серебро и уверены, что эти средства, применяемые по индивидуально разработанной методике, уничтожат метастазы и не позволят образовываться новым онкоклеткам, то в крайне запущенных формах приходится добавлять мухомор. Правда, следует заметить, что мухомор далеко не так ядовит, как считается. А уж современным химиопрепаратам по ядовитости он и в подметки не годится, так что чрезмерно опасаться его не стоит.

Эта «ударная» методика дает великолепные результаты — она реально продлевает жизнь. И есть несколько случаев, когда рак уходил полностью на последней стадии. Например, рак желудка с метастазами у мужчины 54 лет из Новополоцка. Сначала в течение 4-х месяцев он принимал шиитаке на льняном масле, и УЗИ показало уменьшение опухоли в два раза. Онкологи (кстати, это единичный случай!) сразу сделали нам запрос — что и как назначали. Затем мы рекомендовали дополнительно начать прием мухомора. Сейчас идет третий месяц курса — метастазы исчезли, опухоль уменьшается. К сожалению, не могу привести здесь документы, так как на этот момент они еще не получены из онкоцентра в Новополоцке. Но отмечу, что новополоцкие онкологи уже взяли на вооружение наш метод.

Однако я несколько отвлеклась, примеры о лечении рака «грибной тройчаткой» будут впереди, отдельной главой. Поговорим прежде о гениальной догадке — подобное лечи подобным.

Думаю, оставим биохимикам решать, почему так происходит, но о действенности этого принципа, что самое интересное, знали и знают все знахари и ведуны. Моя давняя знакомая баба Настя, *Анастасия Алексеевна Свиридова*, знахарка из Кингисеппа, которую я знала с детских лет, и не только знала, а была ею спасена в детстве от сепсиса, всегда говорила: «Если бы врачи были чуть полюбознательнее, а местные знахарки чуть пообразованнее, уже не было бы ни рака, ни аллергий. Природа позаботилась о человеке и приготовила ему лесную аптеку. А он себе даже под ноги не глядит.

Вот посмотри, — учила она меня, — сколько подсказок сразу делает природа: желтенькие цветки — значит, лечат печень, мочеполовую систему; белыми цветочками цветет травка — сердечно-сосудистая и нервная система поддается лечению; все зеленое — лечит желудок и кишечник и т. д. И с формой то же. Кажется, природа символами говорит, мол, раз так не понимаете, буду знаками объяснять. Вот, например, «ведьмины клубки» — все их видели, все их знают, на березах висят, как гнезда вороньи. А мало кто разумеет, что это лучшее средство от доброкачественных опухолей. Эти ведьмины-то гнезда — сами по себе опухолевые образования на березе и поэтому лечат. А чага? Тоже ведь опухоль березовая, вот и лечит рак. Только опять же рецептов много понаписали, а все неправильно. Начинают кипятить изо всех сил, а после такого кипячения чага не работает. С ней нужно обращаться бережно».

Сейчас, когда бабы Насти уже пять лет как нет в живых, я все чаще задумываюсь над тем, что надо было не с записной книжкой к ней приходить, а с диктофоном и записывать все — каждое слово, каждую мысль. Потому что, когда я решила написать о ней книгу, я все-таки была еще очень молодым журналистом и многое просто не акцентировалось, многое не казалось важным. Когда я стала заниматься наработками японцев по грибам и убедилась в их колоссальной противоопухолевой способности, более того, в их способности *предотвращать рак*, то есть сразу уничтожать только появляющиеся онкоклетки в организме, — лишь тогда вспомнила слова бабы Насти, которым в свое время не придала значения.

Было так. Места под Кингисеппом всегда славились своими рыжиками (наверное, это сейчас одно из немногих мест в Ленобласти, где рыжики еще растут), и баба Настя дня за три предупреждала меня и мать, чтобы готовили корзины и машину, — поедем за рыжиками. Собирали мы рыжики как раз до горячего солнышка, а потом усаживались на полянке, рядом с каким-нибудь удобным пеньком, и развязывали припасы. Мы с матерью яйца помидорами закусывали, а баба Настя — молоденькими рыжиками. Выбирала крохотные, с пятикопеечную монету, клала, посолив, на кусок хлеба и такой сэндвич с удовольствием съедала да еще приговаривала мне: «Зря отворачиваешься, если бы каждый не надувал губы от сырых грибочков, то и раком бы не болел. А то привыкли жарить да мариновать грибы, какая от них польза? А мне еще мой дед говорил, ты, мол, Настена, когда по грибы идешь, не поленись да выбери самый молоденький, хоть белый, хоть сыроежку, а лучше всего рыжик, да похрумкай им — никогда черная болезнь не пристанет. Я так всегда и делала, до своих лет и живу — нет у меня никаких миом, слава богу, и рак не привязывается». (Баба Настя умерла в 87 лет, и действительно никогда не было у нее никаких опухолевых заболеваний, умерла тихо, во сне — от старости, видно.)

Я, естественно, тогда эти слова пропустила мимо ушей, а сейчас вспомнила и думаю — до какой степени надо было пренебрегать знаниями народными! Вот, пожалуйста, ответ на вопрос, который решают в самых знаменитых лабораториях, — ищут не найдут лекарство для предупреждения рака, а оно — вон где!

Но, как говорится, большое видится на расстоянии, и должны будут пройти годы и масса исследований, прежде чем к этому простому выводу придет профессор медицины, японец, и на весь мир сделает заявление, что в грибах есть полисахарид, стимулирующий выработку *перфорина*, который борется с начальными клетками рака. И это означает, что грибы (и не только японские древесные, в частности шиитаке) МОГУТ ПРЕДОТВРАТИТЬ РАЗВИТИЕ РАКА.

Но давайте заглянем в историю японской фунготерапии, древней и настоящей.

ШИИТАКЕ И ЛЕЧЕНИЕ РАКА: НЕМНОГО ИСТОРИИ

В XIV веке китайский врач *Ву Руи* обнаружил, что грибы шиитаке очень полезны при лечении разных форм злокачественных опухолей. Он заметил, что грибы проявляют значительную активность в борьбе против рака. Вероятно, этот врач не единственный, кого следует отметить в связи с этим открытием. В 1981 году на Конгрессе Венгерского общества микробиологов венгерский ученый доктор *Л. Рети* с коллегами, основываясь на результатах собственных опытов по воздействию шиитаке на раковые клетки у животных, заявили, что применение грибов в знахарской терапии имеет, вероятно, такую же древнюю историю, как и человечество. Они утверждали также, что последние исследования в Японии достижений народной медицины, связанных с шиитаке, представляют как научный факт.

Среди всех лечебных грибов, активных против опухолей, шиитаке — наиболее изучаемый вид. Фундаментальные исследования его свойств были проведены в 1969 году доктором *Тетсуро Икекава* в Университете Пурдуэ в Токио (японский аналог Национального института рака в США). Шиитаке входили в число других съедобных грибов (см. таблицу 1), собранных на территории Японии, по большей части наугад. Их приготовляли в виде водного экстракта и вводили в желудок мышам с имплантированными внутримышечными опухолями под названием «саркома 180». Лишь за одним исключением все грибы показывали высокий уровень торможения роста опухолей (72–92%).

Таблица 1

Съедобные грибы и препараты из них, обладающие противоопухолевой активностью

Название	Случаи излечения (%)	Уровень сдерживания роста опухолей (%)
Ойстер/Oyster/ Pleurotis ostreatus	50	75,3
Шиитаке/Shiitake/ Lentinus edodes	60	90,7
Энокитаке/Enokitake/ Flammulina velutipes	30	81,1
Намеко/Nameko/ Pholiota nameko	30	86,5
Матсутаке/Matsutake/ Armillaria matsutake	55	81,8
Выделенный порошок шиитаке (препарат «Шиитаке»)	66	97,3

Обнаружив, что мыши излечиваются в 60% случаев при использовании шиитаке, то есть чаще, чем при использовании какого-либо другого экстракта грибов, Икекава стал выделять активный компонент шиитаке — неизвестные до сих пор полисахариды — в виде порошка. Применяя порошок, он обнаружил, что 6 из 9 мышей вылечились от рака. На следующий год появилась статья, где был описан эффект «сильного воздействия» отдельных полисахаридов, содержащихся в шиитаке, названных *лентинан* от Lentinus, латинского, или ботанического, названия вида или группы грибов, к которым относятся шиитаке. По неясным пока причинам *лентинан*, применяемый в относительно малых дозах, проявляет большую противоопухолевую активность. Совсем небольшая доза *лентинана* — всего 0,5 мг на 1 кг веса — вызвала полный регресс опухоли типа «саркома 180» у 80 % мышей, а доза в 1 мг/кг полностью остановила рост опухолей в 100 % случаев. Причем симптомы излечения указывали скорее на иммунологическое, а не на сходное с химиотерапевтическим или цитотоксическим воздействие, что впоследствии подтвердилось многочисленными опытами.

С момента открытия Икекавы в журналах всех стран мира уже появилось множество научных статей о *лентинане*. Действие этого полисахарида продолжает служить стимулом для тех, кто пытается найти методы более безопасной терапии для борьбы со смертельной болезнью, и не только у людей. Недавно на западном побережье Канады морские биологи обнаружили, что *лентинан* повышает защитный эффект действия вакцины у лососей, которые содержатся на рыбных фермах. В Японии с помощью инъекций одного только *лентинана* удалось спасти 55–75% карпов от смертельной бактериальной инфекции.

Исследования доказали, что *лентинан* стимулирует деятельность Т-лимфоцитов, которые, в свою очередь, активизируют макрофаги. *Лентинан* также стимулирует деятельность естественных клеток-киллеров, или NK-клеток, — тип иммунных клеток, которым принадлежит основная роль в разрушении опухолей и вирусов. Эти клетки развивают противоопухолевую активность путем стимуляции интерфероном. Они убивают чужеродные клетки с помощью фермента под названием *перфорин*. *Перфорин* создает отверстия в наружной мембране чужеродных клеток, вследствие чего они теряют жидкость и в конце концов погибают. Взаимодействие интерферона и NK-клеток важно для понимания способности организма сопротивляться опухолевым клеткам и быть устойчивым к вирусным инфекциям.

ДЕЙСТВИЕ ЛЕНТИНАНА

Действие любого лекарства, вне зависимости от его происхождения, не должно вредить организму. При использовании *лентинана* каких-либо серьезных побочных эффектов обнаружено не было, а если они наблюдались, то в легкой форме и были незначительными, кратковременными и локальными. *Лентинан* зарекомендовал себя весьма успешно как при клиническом, так и при лабораторном применении. На некоторых результатах действия этого препарата следует остановиться подробнее.

В комбинации с более сильными иммунобиологическими препаратами, известными сегодня, *лентинан* эффективно действует на опухоли, вызванные у животных канцерогенами, а у человека — при раке эндометрия. Комбинация *лентинана* и *интерлейкина-2* (напомню, что это вид сигнального вещества в нашей иммунной системе, активизирующего иммунные клетки для уничтожения опухоли) настолько важна, что можно говорить о новом средстве иммунотерапии против рака.

Применение одного только *лентинана* вызывает у пациентов, страдающих раком желудка, повышенную выработку *интерлейкина-1* и *фактора некроза опухоли*; известно, что оба эти вещества (вырабатываемые моноцитами и макрофагами) помогают защитной системе организма разрушать клетки опухоли. *Лентинан* также повышает выработку *интерферона* и *интерлейкина-2* у раковых больных. Вещества, известные как цитокины, интерлейкин-2 и интерферон по очереди стимулируют клетки иммунной системы.

Интерлейкин-1 стимулирует Т-клетки, частично активизируя секрецию интерлейкина-2. Фактор некроза опухоли обладает широким спектром действия, не последнее место здесь занимает активизация иммунных клеток (моноцитов и естественных клеток-киллеров) для непосредственной атаки против клеток опухоли. Более того, фактор некроза опухоли способен даже сам по себе убивать клетки опухоли.

Способ, которым эти посредники стимулируют клетки, теперь, по-видимому, можно регулировать генетически. По крайней мере, «главный» ген (это название условное, хотя признан он именно главным, настолько велика оценка его работы как защитника организма против опухолей), очевидно, ответственен за возбуждение противоопухолевого эффекта, вызванного в иммунной системе с помощью *лентинана*. Названный Ltn-2 по полисахариду, этот ген открывает значительные возможности для исследований в области более эффективного использования полисахаридов в клинической медицине.

Лентинан получил достаточно неожиданное экспериментальное применение, например, в ускоренном формировании костей у крыс с поврежденными костями, а также в лечении и профилактике таких заболеваний, как рассеянное внутрисосудистое свертывание крови или кровь с агрегированными эритроцитами. Свойство *лентинана* одновременно усиливать и восстанавливать иммунитет, естественно, наводит на мысль о его применении не только в онкологии. Некоторые области использования этого препарата уже выявлены. Например, пациенты, в течение десяти и более лет страдающие туберкулезом, устойчивым к лекарствам, прекратили выделять ТВ-бактерии после лечения *лентинаном*. Кроме того, лечение *лентинаном* хронического бронхита у взрослых дало хорошие результаты, и в этой связи изучается действие *лентинана* при других инфекционных заболеваниях хронического типа. Стимулируя выработку интерферона, *лентинан* обеспечивает дополнительный потенциал и приносит значительную пользу в постоянной борьбе организма с вирусными инфекциями многих видов.

Один американский патент предлагает использовать *лентинан* для приготовления мази, применяемой в косметических и медицинских целях при дерматологических нарушениях. Результаты клинического обследования 540 пациентов показали, что мазь наиболее эффективна (93–100% эффективности) в лечении себореи, угрей, а также эпидермофитии стопы, облысения у мужчин, при раздражении кожи носа в случае аллергического ринита (сенной лихорадки). По мнению авторов изобретения, мазь действует, восстанавливая ионный баланс клеточной мембраны и усиливая осмотическое давление на ее внутреннюю поверхность.

В Японии лечение мышей *лентинаном* перед облучением полностью защищало организм от потери лейкоцитов.

Институт Военных медицинских исследований США во Фредерике (штат Мериленд) определяет *лентинан* как одно из самых активных защитных веществ против радиации, но применение этого открытия остается предметом будущих исследований. Защита клеток костного мозга и их способности стимулировать выработку цитокинов, по-видимому, является одним из характерных свойств иммуностимуляторов с их способностью обеспечивать защитное противорадиационное действие.

У пациенток с рецидивирующим раком молочной железы, получавших *лентинан* после операции, наблюдалось значительное уменьшение роста опухоли по сравнению с теми, кто был только прооперирован. *Лентинан* может служить в качестве профилактического средства для сокращения хромосомных нарушений от противораковых препаратов, нарушений, которые могут привести к росту опухолей.

В Японии *лентинан* является одобренным лекарством для использования при лечении рака желудка. У пациентов, страдающих либо рецидивирующим, либо прогрессирующим раком желудка, продолжительность жизни значительно увеличивается, если они проходят лечение химиотерапевтическим препаратом под названием *тегафур* или *5-флюороурацил* (с митомицином С в комбинации с *лентинаном*). Без *лентинана* ни одно противораковое средство не было бы таким эффективным. Свыше 10% пациентов, которых лечили *тегафуром* в комбинации с *лентинаном*, жили больше 2 лет, и только 2,9% из получавших только *тегафур* прожили всего 2 года, даже до 3 лет не дожил никто из получавших только *тегафур*.

ПЕРСПЕКТИВЫ ЛЕНТИНАНОВОЙ ТЕРАПИИ

Сейчас японское Министерство здравоохранения и благосостояния по вопросам о допуске лекарств рассматривает *лентинан* только как препарат, помогающий продлить жизнь, хотя многочисленные исследования уже показывают, что *лентинан* в некоторых случаях полностью излечивает рак! Правила, разрешающие использовать средства для продления жизни пациента, в то время, пока врачи еще определяют степень эффективности применяемой химиотерапии, только в 1985 году были приняты Администрацией по контролю за качеством пищевых продуктов и лекарств США. Благодаря этому теперь и здесь можно ожидать появления препаратов на основе шиитаке, которые будут признаны официальной медициной как самостоятельный препарат иммунотерапии.

Новый подход к лечению рака с использованием иммуноактивных препаратов был разработан доктором *Шигеру Абе* в Токийском университете в

1982 году. Обнаружив, что иммуномодуляторы, применяемые по отдельности в течение длительного времени, оказывают лишь слабое воздействие на раковую опухоль, он решил использовать их в комбинации с цитотоксическими препаратами. Поскольку эти два вида лекарств оказывают противоположное иммунологическое воздействие, он решил, что такой комбинации недостаточно. Что же предпринять дальше? Может быть, попробовать сочетание иммуномодуляторов?

Используя иной тип иммуномодулятора, влияющий на другие виды иммунных клеток, кроме тех, которые модулируются *лентинаном*, доктор Абе обнаружил, что в случае комбинированного использования нескольких препаратов достигается больший эффект, чем в случае их использования по отдельности. При комбинации *лентинан* + *липополисахарид* (полученный из бактерий типа Escherichia coli) рост опухолей у мышей тормозился быстро; в случаях пролеченной опухоли наблюдалось 77% уменьшения ее в объеме, что гораздо больше, чем при приеме любого полисахарида в отдельности. «Неэффективное» количество липополисахарида фактически усилило действие *лентинана*. Более того, хорошо известно, что липополисахарид, применяемый в эффективных дозах, дает слишком много побочных эффектов и поэтому не может быть рекомендован для клинического использования.

Подобные комбинации напоминают практику, принятую в традиционной китайской медицине: травы со сходным иммуноактивным воздействием комбинируются, чтобы повысить общую сопротивляемость или «защиту» организма больного.

Еще одно новое средство, усиливающее действие *лентинана,* было найдено в Японии одним из наиболее выдающихся хирургов страны, доктором *Фукуми Морисиге,* членом Института им. Лайнуса Полинга и Международного института по изучению рака. После достаточно успешной операции пациент излечился от прогрессирующего рака желудка, принимая большие дозы витамина C в комбинации с *лентинаном,* вводимым внутривенно.

В настоящее время экстракт шиитаке включен в долгосрочные исследования по изучению действия различных натуральных вспомогательных средств при последней стадии рака, эти исследования ведутся в Чикаго. В Программе по лечению рака, разработанной медицинской клиникой «Еджуотер», шиитаке рассматриваются в качестве действенного лечебного средства против рака, и директор клиники, доктор медицины *Кейт Блок,* обнаружил, что эти грибы действительно приносят существенную пользу. Поскольку доктор Блок назначен советником Службы конгресса по технологической оценке альтернативных методов лечения рака, его исследования могли бы иметь серьезное влияние на перспективы лечения рака в США.

Нормальная реакция организма на болезнь и ее возбудителей — это стимуляция действия клеток, составляющих невероятно сложную и огромную сеть, которую мы обычно называем иммунной системой. Совместную деятельность этих клеток можно было бы сравнить, как уже говорилось в начале книги, с военной системой, оснащенной химическим и электронным оружием и набором своего рода агентов, которые моментально обмениваются информацией.

Поскольку защитных действий системы часто недостаточно для того, чтобы бороться с раковыми клетками, бактериями, вирусами и болезнетворными грибками, идея использования дополнительных средств, призванных помочь организму активизировать действие иммунных клеток, была неизбежной. Сегодня иммунотерапия обеспечивает вспомогательное лечение и в то же время предлагает альтернативу остро токсичным для клеток препаратам, используемым в химиотерапии рака и часто крайне вредным для нормальных клеток. Вот почему, по сути дела, возник интерес к иммуностимуляторам. В отличие от цитотоксических препаратов полисахариды, природа которых не цитотоксична, в большей степени дают организму возможность разрушать инородные клетки, не нанося при этом вреда клеткам-хозяевам.

Доктор Чихара, о котором я уже рассказывала выше, отмечает, что *лентинан* выполняет эту функцию, стимулируя специальные активизирующие иммунные клетки, что позволяет им более эффективно бороться против патогенных клеток. По его словам, благодаря этому свойству в Японии клинические исследования в области возможностей *лентинана* сейчас сосредоточены на профилактике рецидивов рака после химиотерапии и оперативного лечения. Он подчеркивает также, что «главное свойство *лентинана* заключается в том, что с его помощью можно лечить пациентов, восстанавливая их гомеостаз и укрепляя механизм внутреннего сопротивления против болезни».

Доктор Чихара не одинок в своем стремлении, он не первый, кто выдвигает концепцию о восстановлении гомеостаза. Вопрос в том, какой из клеточных механизмов иммунной системы нужно модулировать, чтобы восстановить естественную стабильность, или гомеостаз организма. В Японии некоторые исследователи верят, что ключ к решению проблемы лежит в возбуждении макрофагов и соответствующих клеток, а также в последующей выработке клеток-предшественников, которые становятся фактором некроза зрелой опухоли. По мнению этих ученых, традиционные китайские лекарства выполняли задачу восстановления гомеостаза в течение столетий. Доктор Чихара полагает, что «многие различные виды химических веществ, ответственных за функции в организме, такие, как нейротрансмиттеры, гормоны и цитокины, которые взаимодействуют с главными клетками иммунной системы, могут выполнять свою роль только тогда, когда реакция организма на них полностью восстановлена до нормального состояния или же усилена.

АМЕРИКАНЦЫ УВЕРЕНЫ — ШИИТАКЕ СПОСОБЕН ИЗЛЕЧИТЬ РАК!

Еще в 1974 году японский исследователь *Кисаки Мори* заявил, что обнаружил шиитаке, которые являются «полезными» против лейкемии и рака желудка. Спустя 10 лет подобное действие шиитаке привлекло внимание одного американского врача. Пациент с диагнозом злокачественной опухоли неожиданно начал поправляться с того момента, как в его рационе появился экстракт шиитаке. Известны также случаи подобного воздействия экстракта мицелия. Согласно американскому патенту на экстракт, в

1977 году японские врачи зафиксировали два случая, когда пациенты полностью излечились от рака (поджелудочной железы и пищевода), принимая только 3 г экстракта (перорально) каждый день перед завтраком. Экстракт был назначен по чисто гуманитарным соображениям — как последнее усилие в надежде помочь больным хоть чем-нибудь, при том, что они и не надеялись выжить. Пациент с раком пищевода отказался от традиционного лечения, а у пациента, страдающего мигрирующим раком поджелудочной железы, было две опухоли, каждая размером с кулак.

Интересно, однако, что знаменательные случаи воздействия грибов на рак у людей не рассматриваются серьезно клинической медициной, несмотря на то, что они могут быть подкреплены контрольными исследованиями.

Неоспоримое доказательство противоопухолевой активности грибов было наконец получено в 1986 году. Исследования проводились сыном Кисаки Мори, *Каничи Мори* из японского Института исследования грибов, совместно с профессором *Хироаки Нанба* из Женского фармацевтического колледжа Кобэ. О беспрецедентных результатах своих исследований они сообщили на международном симпозиуме по съедобным грибам в Пенсильванском государственном университете. Вот что они обнаружили.

В тех случаях, когда грибы не были включены в корм мышей, рост опухоли «саркома 180» был неограниченным. Но при 10% содержании порошка шиитаке в корме рост опухоли тормозился почти на 40%. При 30%-ном содержании в корме порошка шиитаке результаты оказались еще более значительными.

Исследователи обнаружили более чем на 58% снижение количества опухолевых клеток в одной группе и 66,7–77,9% в других группах при одинаковом количестве шиитаке.

Было очевидно, что торможение роста опухолей было тем сильнее, чем дольше мышам давали шиитаке. Но почему? Предприняли попытки понять, что еще, кроме очевидных факторов, могло повлиять на ход процесса. В результате добавления в корм цельного порошка шиитаке рост опухоли снизился на 66,7%, однако при отсутствии в порошке полисахаридов этот показатель упал до 38,9%. Кроме полисахаридов шиитаке содержат также липиды, или жир. Когда исследователи добавляли в корм обезжиренные шиитаке, уровень роста опухолей снова падал еще примерно на 10%. Слабое торможение роста опухолей было обнаружено, когда в нормальный корм добавляли только жир шиитаке (всего 24,7%); однако этого было достаточно для того, чтобы сделать вывод: торможение роста опухолей при приеме в пищу шиитаке было результатом воздействия как липидов, так и полисахаридов.

Тщательные испытания показали: иммунная система получила значительную стимуляцию, и это было единственным разумным объяснением слабого роста опухолей. В ходе дальнейших опытов выяснилось, что иммунными клетками, ответственными за этот процесс, являются макрофаги, естественные клетки-киллеры и Т-лимфоциты.

Макрофаги — это вид белых кровяных телец лейкоцитов, известных как фагоциты, получившие свое название от греческого phago — «есть» и cyt — «клетка». Они постоянно стремятся «съесть», уничтожить чужеродных «захватчиков», таких, как микроорганизмы, пылинки в легких, патогенные грибки, загрязняющие вещества из дыма и многое другое, что они могут распознать как нагрузку, нежелательную для здоровья организма. Этих «драконов» иммунной системы всегда великое множество там, где имеется хроническое воспаление. Они устремляются к пораженным местам органов или тканей, где бактерии и другие чужеродные «захватчики» могут вызвать инфекцию. Эти клетки быстро уничтожают «захватчиков» до тех пор, пока не начнут есть друг друга, принося себя в жертву во благо организма.

Кроме кровотока, главная территория макрофагов в организме — это селезенка, костный мозг, лимфатические узлы, альвеолярные мешочки в легких (легочные альвеолы), брюшина (мембрана брюшной стенки), печень, соединительная ткань и центральная нервная система. Макрофаги имеют первостепенное значение для сдерживания инфекции и — в случае значительной стимуляции — уничтожения раковых клеток. Однако если макрофаги не активизировать, они будут пребывать в состоянии покоя.

Исследователи Мори и Нанба также обнаружили, что макрофаги начинали уничтожать раковые клетки после того, как мыши получали шиитаке в течение двенадцати дней. С этого момента их противоопухолевая активность увеличивалась в 1,8 раза, что угнетало развитие опухоли молочной железы (карцинома MM46) на уровне, близком к 79%. Поскольку естественные клетки-киллеры действуют на самой передней линии обороны иммунной системы, вступая в борьбу с вирусной инфекцией или раковыми клетками, ученые предположили, что активизация клеток иммунной системы оказала воздействие на торможение развития рака молочной железы.

Мыши с раком молочной железы были разделены на две группы: одна группа в течение одной недели получала шиитаке, а другая — обычный корм. Спустя неделю у них был измерен уровень активности естественных клеток-киллеров. Примерно на 8-й день уровень активности поднялся почти в два раза, а затем обратно упал до нормального. На 21-й день активность клеток иммунной системы у мышей, имеющих опухоли, получавших обычный корм, упал до 21% по отношению к нормальному, а уровень активности клеток иммунной системы у мышей, получавших шиитаке, снижался медленнее и только до 71% по отношению к нормальному.

Затем исследователи проверили активность Т-лимфоцитов. Мыши с опухолевыми клетками получали в корме шиитаке в течение 15 дней. Кроме повышения активности макрофагов и клеток иммунной системы у них повысилась также активность Т-лимфоцитов в 1,4 раза. Исследователи пришли к выводу, что можно провести параллель между действием введенных в корм грибов шиитаке и активизацией иммунных клеток, возникающей при инъекциях *лентинана*.

Вместе со своими союзниками макрофагами Т-лимфоциты вступают в самую решительную схватку в защиту организма. Они известны как Т-лимфоциты, потому что достигают полного развития в вилочковой (зобной) железе. Т-лимфоциты принимают «информацию», полученную макрофагами от чужеродных клеток, распознают природу этих клеток через переданную информацию и затем приводят в готовность вид быстро атакующих Т-лимфоцитов под названием Т-лимфоциты-киллеры. Эти «войска», быстро увеличиваясь до огромных размеров, принимают информацию, собранную макрофагами, чтобы точно распознать вид чужеродных клеток. Ничего удивительного, что иммунную систему теперь называют нашим вторым мозгом.

Частицей собранной информации является так называемый антиген. Антигены находятся на поверхности вирусов, раковых клеток, микроорганизмов и тысяч всевозможных возбудителей болезней. Иными словами, Т-лимфоциты реагируют на антиген, вырабатывая особые вещества (цитокины, как, например, интерлейкин-2), которые стимулируют атаки и реагируют на «смену информации» с помощью целого набора других иммунных клеток, включая макрофаги. Активизируемый Т-лимфоцитами макрофаг двигается на большой скорости, развивая активность против опухолевых клеток в самых разных направлениях.

Глава 4

ОТЕЧЕСТВЕННЫЙ ОПЫТ ЛЕЧЕНИЯ РАКА МЕТОДОМ «ГРИБНОЙ ТРОЙЧАТКИ»

Начну эту главу необычно — с письма, которое меня потрясло (хотя таких писем я получаю много — от всех наших больных медики отказались навсегда), но тут — ситуация неординарная. Чего здесь больше в действиях «врачей» — черствости, непрофессионализма, глупости — судить не берусь, но это письмо я сразу же отправила в Мэрию, пусть разбираются со своими «онкологами».

К Евдокии Артемьевне поехала в тот же день. Мы разработали для нее методику лечения, и она дала свои результаты. Но вот письмо.

✉ «Обращаюсь к Вам со своим горем, с которым борюсь в одиночку.

Я, Кукушкина Евдокия Артемьевна, полковник в отставке, в 1933 году окончила Ленинградское артиллерийско-техническое училище (Литейный, 3) и 28 лет работала на военных базах в системе ГАУКА. Война застала меня на преподавательской работе в Ленинградском артиллерийском училище зенитной артиллерии. Училище эвакуировалось в Томск, я осталась в Ленинграде, на Ленинградском фронте в артснабжении, жила в городке училища на Каменном острове 40 лет.

Вот что со мной случилось: в начале 90-х годов на правой стороне носа появилось красное пятнышко, внутри 11 сосочков. Оно меня не беспокоило. Еще до этого у меня стали отказывать ноги, но я тоже не особенно была удивлена, так как в апреле 1942 года, возвращаясь из командировки, мне пришлось идти по Ладоге от Кабоны до Борисовой Гривы по колено в холодной воде — лед уже опустился, а возвращаться надо.

В 1998 году новое образование стало меня беспокоить, но поскольку я была неходячая, попросила сына сходить на Березовую аллею и рассказать обо мне. Он там встретился с зав. лабораторией Ярош Надеждой Александровной, которая сказала, что больных на дому они не посещают, можно только на коммерческой основе. Я была согласна. Она пришла ко мне 6 мая 1998 года, взяла пробу на анализ и сказала, что результат будет через два дня. Позвонила только через три недели и сообщила, что у меня базальный рак кожи. Поскольку я неходячая и на облучение не смогу ходить, рекомендовала сделать мазь самим и день мазать, день посыпать стрептоцидом. Но в течение года результата не было. Дочь несколько раз была у нее, просила, чтобы она пришла, но она отвечала — «еще рано». Больше она у меня не появилась. Кроме того, на учет меня как онкобольную не поставили.

Я попросила участкового вызвать районного онколога, тот вначале хотел установить мое состояние по телефону, но я попросила его приехать. Он приехал через три недели, посмотрел на меня и сказал, что помочь ничем не может, мази такой нет, живите, мол, сколько Вам положено, и ушел навсегда.

Вот такие мои дела. Нахожусь без медицинской помощи, одна, со своим горем на лице. Да, собственно, и лица у меня нет — одно большое незаживающее пятно на правой стороне, которое захватило уже верхнюю часть носа и затронуло правый глаз (его я уже лишилась). И интересно, что, когда заболит это пятно, сразу судороги в ногах или болят пальцы ног. Какая-то связь есть?

В общем, полагаюсь только на Вас, спасибо, что Вы есть».

Сразу скажу, что если бы онкологи были хоть чуть-чуть подобрее и отзывчивее к чужому горю, у Евдокии Артемьевны проблем было бы гораздо меньше — несколько сеансов лучевой терапии замедлили бы развитие рака. Так что произошедшее полностью на их совести.

В практике нашего Центра были аналогичные случаи.

Панютич Анелия Григорьевна (Беларусь, г. Береза Брестской обл., ул. Советская, д.55).

Примерно год назад на верхней губе Анелии Григорьевны появился небольшой прыщик. Она этому тогда не придала значения, но прыщик стал увеличиваться в размере. Врач посоветовал мазать прыщик мазями — сам пройдет, и нечего переживать. Но мази не помогали. Только после нескольких настойчивых просьб больной сделали анализ.

Результат анализа — *базалиома* (рак кожи). Направили в онкологический диспансер г. Барановичи. Весной 2002 года назначили облучение. Прошла

17 курсов. Состояние ухудшилось, слабость, рвота. Когда-то небольшой прыщик превратился в большую, незаживающую, гнойную кровоточащую рану. Единственное лечение, которое назначили ей врачи после облучения, это мазать рану подсолнечным маслом.

В мае 2002 года Анелия Григорьевна начала лечение шиитаке и ионным серебром.

Рекомендации: по 3 ст. ложки водочной настойки шиитаке, настой чаги и примочки серебряной водой на ночь и утром.

Она сделал около 7 процедур с серебряной водой, а шиитаке пила постоянно.

Через три недели на месте раковой язвы — розовое пятнышко.

Больной из Новополоцка, *злокачественная опухоль, метастазы в печени*.

Прошел одно облучение и три химиотерапии без видимых результатов.

Рекомендации: шиитаке на оливковом масле.

Принимал с начала года по май месяц. В мае проверился в больнице и удивил врачей — опухоль уменьшилась наполовину, печень — чистая.

Врачи допытывались, что он принимал. Попросили у него информацию о шиитаке.

Больной из Прибалтики, *изъязвленная базалиома у правого глаза*.

Рекомендации: шиитаке, чага и примочки серебряной водой.

После трехмесячного лечения язвы подсохли, базалиома перестала кровоточить и уменьшилась в два раза.

Таких или похожих случаев у нас достаточно, чтобы утверждать: шиитаке работает даже в самых тяжелых случаях.

Но так как к нам чаще обращаются уже в запущенных случаях (особенно, когда не было официального лечения, — ни операции, ни лучевого облучения и болезнь прогрессировала семимильными шагами, невзирая на нетрадиционные методы типа керосина, урины и т. д.), то говорить о полном излечении обычно не приходится, речь идет о существенном продлении жизни в большинстве случаев. Например, одной нашей пациентке было отпущено врачами четыре месяца жизни, она живет четыре года, и болезнь остановилась — не прогрессирует! Другой пример: двадцатипятилетняя женщина обратилась с раком яичников 4-й степени. Правда, до этого было уже сделано все, что возможно, — 2 операции, лечение эмбрионами, и уже три месяца, как ей были назначены обезболивающие наркотики. Врачи были настроены очень пессимистично и предупреждали мать о скором исходе. Девушка начала принимать «грибную тройчатку» — прошел год, она жива и даже немного поправилась.

ЛЕЧЕНИЕ «ГРИБНОЙ ТРОЙЧАТКОЙ»: ВОПРОСЫ И ОТВЕТЫ

Мой опыт показывает: сколько бы ни было дано информации в книге, всегда возникают все новые и новые вопросы. Что ж, возможно, форма «вопрос —

ответ» — наиболее оптимальный способ постижения новых знаний. Да и мне, автору, проще объяснить что-то, отвечая на конкретные вопросы. Заранее прошу извинить, если они вдруг будут частично дублировать друг друга и материалы книги, изложенные выше, но, как говорится, повторение — это не самое худшее.

Привожу наиболее часто задаваемые мне вопросы с ответами и необходимыми комментариями.

⁉️ *Кем и как была создана ваша методика?*

Противоопухолевые свойства грибов были известны сотни лет назад, японская и китайская народная медицина при лечении опухолей опирается на свой опыт лечения древесными грибами — сопрофитами; в России существовала своя грибная терапия при лечении опухолей. Знаменитый лекарь Бадмаев оставил прописи о применении для лечения опухолей следующих грибов: весёлки обыкновенной, трутовика лиственничного, дождевика обыкновенного, мухомора, лисички сереющей, строчка обыкновенного. Фунготерапевты во всем мире все пристальнее интересуются грибной флорой именно России, поэтому был создан наш Центр фунготерапии, где вместе с израильскими (П. Б.Гершензон и Р. Л. Пастернак) и японскими (д-р Сухико) специалистами была разработана методика «грибной тройчатки», которая прекрасно зарекомендовала себя в лечении многих форм рака — в худшем случае речь идет о продлении жизни, в лучшем — о полном избавлении от заболевания.

Методика апробируется не только в нашей стране, но и за рубежом.

❓ *Кто консультирует в вашем Центре фунготерапии?*

Только люди, имеющие высшее медицинское образование и, кроме того, специализирующиеся на методах альтернативной медицины (натуртерапия, фитотерапия, фунготерапия, гомеопатия и т. д.).

Могу добавить, что это не теоретики, а люди, на собственном опыте убедившиеся, что их жизнь и здоровье напрямую зависит от знаний, используемых в Центре. Например, один из наших консультантов-онкологов, *Инна Леонидовна Орлова,* — сама онкологическая больная, и она знает, что живет именно благодаря альтернативной медицине. Когда попадаешь в своего рода Зазеркалье, из мира врачей в мир пациентов, многое переосмысливаешь, считает Инна Леонидовна.

Сейчас я убеждена, что именно онкологи сделали все, чтобы в лечении рака расцвело махровым цветом невежество. Лечить рак альтернативными методами берется кто угодно, не имея даже элементарных познаний в этой области. Приходит ко мне женщина — отказалась от операции рака молочной железы по совету целительницы, которая ей гарантировала быстрое исцеление. Прикладывала к груди упаренную урину, что-то еще и гордо сказала, что такое лечение «вытянуло наконец-то рак наружу, теперь осталось несколько шагов до полного исцеления — выйдет вся гадость и рана заживет...». Целительница это подтверждает. И ни у одной даже и мысли не возникает, что выход свища — не шаг к исцелению, а последняя стадия рака, которую они спровоцировали.

Беда в том, что «целители» часто невежественны, а онкологи — слишком высокомерны. Известна расхожая фраза: «Только коровы травой лечатся». Ну что ж, видно все познается на своем опыте.

А ведь посмотрите, уже наработан в альтернативной медицине опыт применения растительных средств (болиголова, аконита, веха и т. д.), нужно только правильно ими пользоваться. Опять же в этом нужны мера и знание. А грибы, будь то заморские, японские или наши, отечественные! И здесь наработки уже были еще в 50-е. Уже тогда онкология (!) рекомендовала их прекрасные противоопухолевые свойства. Это во-первых, чага, которую апробировали в клинических исследованиях, а во-вторых, хотя мало кто уже помнит об этом, сушеные лисички, подберезовики и белые рекомендовали как поддерживающее лечение при химио- и лучевой терапии, во-первых, как источник селена, во-вторых, из-за их противоопухолевых свойств, а в-третьих, грибы, как пылесос, вбирают в себя все, начиная от тяжелых металлов до нитразаминов в организме. Вот оно, радикальное средство избавления от токсинов. Кто-то забыл, а кто-то просто не захотел узнать больше.

Шиитаке, оказывается, медицина знает уже две тысячи лет, а вот по-настоящему заинтересовались только сейчас, и то американцы.

Борец (или аконит) джунгарский — им в свое время вылечился А. И. Солженицын, а онкологи этот чудо-корешок до сих пор боятся и знать не хотят.

Когда мне начинают говорить «у вас своя методика, свои секреты», я не знаю, как отвечать. У меня не секреты — у меня просто знания о поведении этой болезни, накопленные в течение тридцати лет практики, и опыт.

Почему консультации в Центре бесплатные?
Все, что касается онкологии, никак по-другому, кроме как беспредел, не назовешь. И со стороны официальной онкологии, и со стороны многочисленных целителей. Беспредел и по ценам, и по отношению. Официальная онкология, дай бог, чтобы хорошо делала свое дело, — и это уже помощь пациенту. Увы, получается не всегда, и виной тому даже не отсутствие знаний и опыта, а элементарная черствость. Приведу письмо, которое я получила недавно и которое как нельзя лучше иллюстрирует мои слова.

«Диагноз моего мужа — рак левого легкого с метастазами. Вес был 73 кг, сейчас — 51, скелет, обтянутый кожей. Но я его жена и не теряю надежды, что мы вдвоем и с Добрыми людьми, которых Господь дает нам на пути, осилим этот коварный недуг.

Извините, Вам эти романы некогда читать, ведь я представляю, сколько боли на матушке-землюшке и сколько криков о помощи, и порядочная толика ложится на Вас.

В МСЭ г. Улан-Удэ побеседовали с Анатолием, спросили, есть кому ухаживать за ним или нет, материальное положение, дали II группу — и на этом все. Он вышел из кабинета, но вернулся спросить о больничном листе, открыл дверь, а там договаривают: «Пусть х... в Северомуйск помирать». Приехал домой

мой Анатолий никакой. «Все, мать, не жилец я на этом свете...»

Затрясло меня от этих горе-лекарей. «Успокойся, — говорю, — баран блеет, да вперед в котел попадает». У меня бабушка Анисья (царствие ей небесное!) травницей была, к ней со всяким-разным люди приходили из деревень, но чтобы такое кому сказала, как эти образованные высокопоставленные доктора, — слыхом не слыхивала! А эти чуть сами в могилу не запихивают.

И начала я сама войну с этими щупальцами рачьими. Вначале 3 недели пили отвар семени льна, потом настойку сабельника — 3 раза в день по 20 г сабельника болотного на 50 мл холодной воды. 10 дней пить, 5 отдых, и так 3 раза.

Потом выслали мне болиголов и красный корень. Пропили строго по схеме, в конце последнего курса поднялась температура до сорока. Успокаиваю — все отлично, заработала иммунная система. Паниковать не стоит. Потом по схеме: настойка «золотого уса» + подсолнечное масло — 30 ус + 40 масло.

По дому ходит сам, на улицу сил нет выходить. Но успокаиваю, что еще бегать будет. А тут решила в Северобайкальск к онкологу свозить. Лучше бы я этого не делала! Мне самой стало плохо. Во-первых, онколога нет — в отпуск уехал, об этом нас никто не уведомил. Замещал хирург. Надо на четвертый этаж ползти, а Анатолий мой еле ноги поднимает. Оставила я его около регистратуры, позвонила хирургу, объяснила, что не дойти ему. Разрешил мне одной подняться, но без очереди не принял, я еще час под кабинетом просидела. Наконец захожу. Он на меня глаза поднимает: «Что вы хотите?» Я объясняю, что мне всего и надо, что направление в Улан-Удэ, чтобы еще раз анализы сделать, посмотреть, есть ли ухудшение. Он снова: «Так что вы хотите?» Тут уж я глаза, наверно, больше своих очков выкатила: «Да я же вам объясняю — хочу знать, как болезнь протекает, прогрессирует или затихла!» А он мне: «Где вы видели, чтобы больные раком жили, вы мне покажите. Он все равно у вас скоро умрет!» Я, грешница, поплевалась и ему в ответ: «В городе ему срок дали — месяц, а он у меня на народных способах восьмой живет, и день рождения в августе увидел. Я таких, которых врачи умирать отправили, троих знаю, а они по три года живут. Вот и я своего вылечу и приведу вам показать! Если бы вы, онкологи, не отталкивали народную медицину, а вместе с травниками и целителями дружно жили да пережевывали эту науку, то не умирали бы от рака невинные люди». Повернулась, пожелала этому доктору здоровья.

Пока шла по лестнице — слезами умывалась. Ведь слово лечит и слово убивает. И убедилась теперь лично, что медицина наша не только на обе ноги хромает, но еще и слепнет на оба глаза и глохнет на оба уха, — ничего не хочет ни видеть, ни слышать.

Когда-то меня саму также списали, а я, слава богу, сама детей вырастила. Знакомые в городе на кладбище мою могилу искали в то тяжелое для меня время. А я живу и мужу помогу выжить. И всем советую: живите!»

Безродных Елена Афанасьевна,
Бурятия, п. Северомуйск

Вот такие письма, вот такое отношение. И сколько подобных историй можно услышать от больных, которые приходят на бесплатную консультацию: там отказались от лечения, потому что нет денег, в другом месте предложили заплатить две тысячи долларов за лечение, а в третьем вообще отправили умирать со словами: «Только больше к нам не приходите, время не отнимайте».

У «целителей» такая же картина, только там еще примешивается корыстолюбие и невежество. Опять же не хочу опорочить всех и вся, но настоящих целителей — единицы, им это дано от Бога. От некоторых же так называемых «целителей», которые берутся лечить рак, — волосы дыбом встают. Они не знают элементарных вещей. Провоцируют развитие процесса семимильными шагами, а потом горестно кивают — сердце не выдержало, а то она бы поправилась, уже все хорошо шло, рак наружу вышел (это при онкологии молочной железы!). И родственники верят, да мало того, начинают рекомендовать этого «целителя», который откровенно загубил больную, своим знакомым.

Поэтому в нашем Центре мы однозначно решили, что нужно не только бесплатно консультировать, но и создать специальную «горячую линию» помощи онкологическим больным, где им ответят на любой вопрос: необходима ли операция, какая химиотерапия наиболее приемлема, как снять побочные явления при лучевой терапии, какими альтернативными методиками лучше пользоваться при той или иной форме рака.

Телефон нашей «горячей линии»:
(812) 109-9690, среда и четверг с 11 до 17 часов,
(81270) 10-379.

?? *Нужно ли делать операцию при раке? Говорят, что это только увеличивает метастазирование и после операции долго не живут.*

Не делать операцию при онкологии может позволить себе только тот человек, который точно знает, как развивается его раковое заболевание, и который уверен в своих силах остановить (и обратить вспять!) развитие болезни.

Я всегда очень радуюсь, когда на прием приходят именно такие люди, которые переборали рак, — онкология в большинстве случаев не ушла, но они затормозили ее развитие. Очень хорошо помню два последних случая. Первый, когда пришла женщина со стажем болезни 14 лет, хотела проконсультироваться насчет свища — правильно ли сделала, что залечила его, ведь целители советуют наоборот «вытащить свищ наружу, чтобы отходила всякая гадость...». Свищ у нее действительно вышел, но она прикладывала примочки (не компрессы!) с травами, мухомором, весёлкой, и свищ закрылся, правда оставив безобразный рубец. Очень оживилась, когда, расспросив ее очень подробно, я сказала, что она все делала грамотно просто на удивление. Сказала, что делала все чисто по интуиции, сколько раз хотела начать методику масло с водкой, но все время как кто-то за руку отводил — то масло кончалось, то водку муж выпивал. И слава богу. Уж очень страшная картина, особенно при онкологии молочной железы, после применения этой методики — метастазирование происходит молниеносно и свищ выходит уже на второй год после появления опухоли. Женщин после такой методики очень непросто вытащить.

Вообще, конечно, операцию делать нужно. Дело в том, что онкологические клетки крайне агрессивны, они делятся в геометрической прогрессии, и образующемуся в организме *перфорину* крайне сложно подавить уже солидную опухоль. Проще работать с остаточными клетками и даже метастазами уже после удаления опухоли.

Да, после операции метастазы расползаются быстрее именно потому, что, как любой живой организм, раковая опухоль почувствовала агрессию против нее и старается выжить любыми путями. Посмотрите, именно так все в природе и поступает — роза цветет с удвоенной силой только в засушливый год, когда ей необходимо выжить и разбросать семена, грибница усиленно плодоносит только тогда, когда грибы срезают! Именно поэтому всегда у грибников есть примета — грибы растут вдоль дорог, в чаще их не найти не потому, что там нет грибницы, просто там грибница не озабочена собственным выживанием: достаточно два-три гриба для продолжения размножения, для рассеивания спор. Грибница же у дорог обязана бороться за свое выживание. Так же и рак, в этом уже давно все онкологи уверены, а все потому, что у него все повадки не членистоногого животного — рака, а гриба! Уж очень похоже разрастание опухоли на процесс разрастания грибницы, выбрасывание гифов-метастазов. Но дело в том, что первичная опухоль — это уже мутированные онкологические клетки, которые очень трудно поддаются любому воздействию, метастазы более покладисты. Поэтому после операции легче купировать процесс.

Можно уверенно сказать: человек после операции (при условии, что он грамотно пользуется альтернативными методиками) может прожить очень долго именно за счет торможения процесса, когда вновь образующиеся мутированные клетки уничтожаются, или даже его регрессирования.

Могу привести пример. Два онкологических больных с одинаковым заболеванием — раком мочевого пузыря, и одинаковой стадией — третьей. Один сразу после операции грамотно лечился курсами трав и грибов. Второй — решил поставить на болиголов, причем не на самую удачную капельную методику. Первый — не просто жив, а уже вышел на работу. Второй... Впрочем, нагляднее будет личное свидетельство.

«Никогда не думал, что я, здоровый, трудоспособный мужчина, смогу заболеть. И не думал ничего плохого, когда в моче показалась кровь. Честно говоря, грешил на другое. Оказалось самое худшее: рак мочевого пузыря. Жена заставила лечь в онкологию, там прошел химиотерапию, все, что назначили врачи. Там же в палате познакомился с известным питерским писателем — все у нас оказалось одинаковым: и возраст, и болезнь, и даже стадия одинаковая — третья. После больницы стали перезваниваться, он тогда мне и сказал, что не надо на врачей надеяться, надо самому за свою жизнь бороться. Стали мы газетки разные оздоровительные почитывать, искать методы лечения нашего недуга. Вскоре одна знакомая дала мне телефон, сказала, что обязательно надо дозвониться, — лечат какими-то редкими грибами, и результаты там потрясающие, якобы даже саркомы останавливают. Я человек недоверчивый и, стыдно сказать, малоимущий — от заработков прежних ничего не осталось, а пенсии по инвалидности еле на еду хватает. К тому же уже прозванивал нескольких целителей — там цены начинались от 400 долларов.

Ну, в общем, дозвонился, это оказался домашний телефон, и напросился приехать, соврал, что журналист, собираю информацию о лечении рака.

...В общем, получил я в подарок два пакетика шиитаке и ушел озадаченный.

Этих пакетиков мне хватило на две недели, вроде за это время себя лучше почувствовал и решил сделать ставку на грибы. Позвонил Ракову (моему знакомому писателю), рассказал ему все, тот засомневался и сказал, что он все-таки будет лечиться болиголовом — уже выписал и настойку, и схему. Решили мы так: пролечимся, а через год созвонимся — как дела. Может, что еще придумаем.

С мая я стал постоянно принимать шиитаке — стало заметно лучше, кровь в моче стала показываться нечасто, уменьшились выделения, сил прибавилось — стал задумываться о работе. В августе устроился курьером — газеты разношу. И чувствую, что мне это по силам.

Сделал обследование. Оно показало, что метастазов нет, а опухоль, хоть и не ушла совсем, но заметно уменьшилась. Дай, думаю, позвоню писателю, скажу, что это очень стоящая вещь, заодно у него спрошу, как болиголов действует. Позвонил...

В общем, не помог ему болиголов — метастазы пошли по всему организму, и неделю назад он умер. Вот такие дела.

Сейчас я дополнительно пью настойку мухомора и весёлку — так назначили, чтобы ускорить рассасывание опухоли. Через месяц пойду на обследование. Но главное — я работаю, а ведь думал, что уже не смогу».

*Зотов Вячеслав Александрович,
СПб., пр. Металлистов, 34*

Еще один пример. Онкология желудка 4-й стадии у двух мужчин — у первого резекция 2/3 желудка, у второго — 7/8 желудка. Первый категорически отказался от немедикаментозного лечения и через год его не стало. Второй лечился травами и грибами, сейчас пошел восьмой год после операции. К сожалению, последние два года он перестал принимать обычные сборы, так как решил, что уже вылечился. Увы, это не так — онкологические клетки надо подавлять постоянно. Поэтому в результате двух лет бездействия пошло метастазирование в средостение. Но сейчас с этим справляемся достаточно успешно.

И, наконец, совсем недавний случай, который произвел на меня тягостное впечатление. Позвонила женщина, просила помочь мужу, который два года назад категорически отказался от операции на прямой кишке. Решил, сколько проживет — столько проживет. Он бывший военный, прошел Афганистан, характера не занимать. Лечащий онколог тоже проявил себя достаточно грубо, заявив в конце разговора, что тот к нему еще на карачках приползет, да будет поздно. По сути, онколог был прав, зачастую пациент, отказавшись от операции, сам обрекает себя на смерть, причем мучительную. Два года выдерживал характер. Но жена тоже проявила настойчивость и стала активно заставлять его принимать настойку болиголова. В результате органы не были поражены метастазированием, хотя сама опухоль выползла наружу. Помочь сейчас ему крайне трудно, речь идет только о продлении жизни, хотя после операции было бы все намного проще.

⁇ *Когда целители утверждают, что смогут вылечить рак, но только неоперабельный, стоит ли этому верить?*

Я сплошь и рядом сталкиваюсь с «результатами работы» таких целителей. 95 процентов из них — шарлатаны. Настоящий целитель никогда не станет отговаривать от операции и только в крайних случаях попробует сдержать рост опухоли, но все это опять же должно контролироваться УЗИ, я имею в виду рост опухоли. И пациент должен четко понимать, что даже то, что опухоль не увеличивается в объеме, не означает, что рак «не рассыпает» онкоклетки в другие органы — лимфосистему, костную систему, кровь и т. д.

⁇ *У моей дочери в 27 лет обнаружили затвердение в груди, поставили диагноз фиброаденоматоз и отправили на операцию. Уже на операции оказалось, что это онкология 1-й степени. Ее выписали домой. Она обречена?*

Ни в коем случае. После такой операции при правильном лечении пациентки живут очень долго и абсолютно не беспокоясь. Единственное неудобство — удаленная грудь. Но четко нужно помнить одно: альтернативная медицина в этом случае — гарант здоровья. У нас разработана методика, которая позволяет успешно сдерживать развитие опухолевого процесса. То есть уничтожать оставшиеся онкоклетки будет сам организм — с этим он справится.

?? *При последней стадии рака, принимая шиитаке, можно ли хоть на что-то надеяться?*

Надеяться можно всегда, потому что резервы организма неисчерпаемы. Мы прекрасно знаем из опыта, что если есть у пациента установка на жизнь, то он живет.

Приведу пример. Пациент молодой мужчина 34 лет, онкология прямой кишки неоперабельная. У него была четкая установка: при раке все бесполезно, нужно ждать только смерти.

Наш врач привез фотографии пациентов, письма, истории болезни, объяснил, что есть еще то время, за которое можно переломить болезнь. И мужчина сознательно стал применять рекомендуемую методику. Что удивительно — буквально на второй день поднялась высокая температура (такое бывает часто, так иммунная система срабатывает на действие шиитаке в организме, но обычно это бывает на вторую-третью неделю), которая держалась несколько дней. За это время опухоль, которая выползла на ягодицу, буквально съежилась. Увидев такой эффект, наш больной действительно воспрянул духом. Как сам сказал, он научился жить и бороться за свою жизнь.

?? *Какое самое быстрое излечение последней стадии рака вашей методикой было?*

Самое быстрое — 3 недели. Рак губы 4-й степени после химиотерапии и двух курсов лучевой терапии, которые практически не остановили развитие болезни. Курс ионного серебра и шиитаке справились с опухолью за три недели.

Еще было такое же быстрое, но несколько необычное излечение собаки Клеппи. Расскажу об этом подробнее.

Однажды утром звонит мне женщина и сразу же просит, если мне не понравится ее просьба, просто бросить трубку. Я, конечно, заинтригована. И вот что выясняется. У ее собаки, которая живет с ней очень долго и является, по сути, членом семьи, рак молочной железы — опухоль полуторакилограммовая, с кокосовый орех. Недавно открылся свищ, который очень быстро разрастается. Ветеринары один за другим рекомендуют просто усыпить собаку, чтобы она не мучилась.

Галина Владимировна Боголюбова (хозяйка собаки) услышала о нашем препарате и нашей методике случайно — от одной нашей пациентки. И тут же решила: если помогает женщинам, то почему не поможет собаке с той же проблемой? Долго набиралась храбрости и все-таки позвонила, уж очень жалко было собаку.

Сразу же поясню, хозяйка — простая пенсионерка, а не новая русская. Лечила по моим рекомендациям просто — ионное серебро орошением и примочками, шиитаке водорастворимый внутрь. Через полтора месяца она пришла ко мне с благодарностью и чуть ли не со слезами сказала, что свищ закрылся, а опухоль с размеров кокосового ореха уменьшилась до размеров грецкого орешка. Впоследствии и она ушла. Собака веселая и умирать не собирается. Хозяйка оставила свой телефон, чтобы все желающие могли убедиться в этом лично, от нее. И написала письмо в газету «ЗОЖ», которое, правда, так и не опубликовали, — может быть, не посчитали нужным, ну что это за пациент?

[??] *Почему японская фунготерапия насчитывает больше двух тысяч лет, а у нас о фунготерапии и слышно не было?*

А откуда же, по-вашему, пошли знания о целебной силе мухомора? Я, например, когда работала над книгой о фунготерапии, насчитала более двадцати рецептов настойки мухомора, а ведь существует еще водный отвар, мухоморная мазь. И все это из копилки народной мудрости. А весёлка обыкновенная? Удивительный гриб — медики о нем и не слышали, зато знахари им вылечивали трофические и раковые язвы. Моя наставница и большой друг баба Настя Свиридова знала очень много о грибах и рассказывала, что раньше знахари ценили целебные свойства грибов намного выше, чем трав. Ее дед лечил эпилепсию, энурез и психические заболевания грибами — одним из видов навозников и говорушками, детские кишечные инфекции — алеврией (эту оранжевую розочку каждый видел в весеннем лесу, это самый ранний гриб, даже более ранний, чем строчки и сморчки), заболевания глаз — сморчками. И баба Настя утверждала, что все знахари и ведуны обладали большими знаниями именно о грибах.

К сожалению, если японцы трепетно относятся к своей народной медицине и стараются научно доказать целебные свойства того или иного гриба, то у нас отношение к грибам сформировалось чисто гастрономическое. И только недавно, скорее всего по аналогии с американцами, наконец заинтересовались. Наибольший интерес вызывает, конечно, весёлка обыкновенная. На данном этапе — это самый редкий гриб в мире. И вероятно, по целебности ей нет равных. К сожалению, пока мы еще не владеем золотым ключиком к целебной силе отечественных грибов. Это во-первых.

Во-вторых, фармацевтическая наука постоянно пользуется наработками из грибной отрасли — пенициллин-то откуда? А ЛСД, галлюциногенные препараты? А многие антибиотики где берут начало?

Единственно, эти лекарства — синтезированные, то есть химически повторенные, и в этом их беда.

[??] *Но ведь ядовитых грибов больше, чем съедобных? И можно ли лечиться ядовитыми?*

Нет, съедобных больше. Хотя этот признак — по съедобности — занимает меня меньше всего. Я уверена, что изначально грибы были задуманы природой, или Всевышним, именно как аптека. Человек же распробовал вкус грибов и забыл, что это лекарства. А в жареном, вареном и маринованном виде — увы! — грибы как лекарства не работают. Впрочем, лекарственные травы в вареном виде тоже перестают быть целебными. Потушите, например, тысячелистник с картошечкой, и вряд ли вы добьетесь от него нужного эффекта при лечении какого-либо заболевания.

Насчет лечения ядовитыми грибами (например, мухомором) — растительный яд не так опасен, как современные препараты химиотерапии. От химиотерапии при лечении онкологии побочные результаты бывают очень серьезными, мухомор и десятой доли такой токсичности не имеет. К тому же при подконтрольном применении очень быстро выводится почками без последствий для организма.

Шиитаке — не ядовитые грибы?

Ни в коей мере. Шиитаке — съедобные, очень вкусные грибы. На вкус напоминают наши подосиновики, но только со сладким карамельным привкусом. Могу даже дать мои любимые рецепты приготовления шиитаке — свежие грибы сейчас можно купить в центральных универсамах в Москве и Петербурге. Они предназначены именно для кулинарного приготовления. Рецепты же эти мне переслал мой хороший знакомый, журналист и фунготерапевт из Америки, работающий в небольшой местной газете, которая так и называется «Новости о шиитаке».

Шиитаке с чесноком и луком

На 2 порции: 0,5 чашки свежих грибов шиитаке, 1 рубленая долька чеснока, 0,5 чашки лука кольцами, приправы.

Перемешать шиитаке, чеснок, кольца лука и приправы и жарить на любом растительном масле, пока лук не станет мягким. Добавить зелень. Перемешать и подавать.

Шиитаке с креветками

0,5 кг шиитаке, 3 дольки чеснока, 3 ст. ложки растительного масла, 1 горсть стручков зеленой фасоли, 2 пакета китайской лапши быстрого приготовления без приправы, *200 г очищенных креветок, 3 ст. ложки соевого соуса.*

На разогретую сковороду с растительным маслом положить стручки фасоли и нарезать шиитаке, жарить на медленном огне до готовности, за 2 минуты до окончания добавить чеснок и соль.

В это время отварить креветки, откинуть их на дуршлаг и положить на сковородку с фасолью и шиитаке. Прожарить в течение 3 минут, добавить соевый соус.

Лапшу залить кипятком и довести до готовности, не добавляя приправ. Затем заправить приготовленными грибами с креветками и перемешать.

Мои знакомые выращивают шиитаке у себя в грибной теплице и продают их в рестораны. Они говорят, что лучше купить свежие грибы у них и сделать водочную настойку, будет дешевле, чем покупать препарат в аптеке. Так ли это?

У меня не так давно был случай: позвонила женщина из Петербурга, с Волковки — чуть ли не плакала в трубку, нужна помощь, у матери очень высокое давление, сама страдает опухолями. Прочитала о шиитаке и знает, что ей может помочь. Расспросила всё очень основательно и заказала препаратов на большую сумму. Выслали, хотя в Петербурге стараемся не высылать наложенным платежом — всегда можно приехать в офис нашего Центра фунготерапии и получить и препарат, и любую бесплатную консультацию. Но уж очень она просила, а мы привыкли людям в помощи не отказывать.

Через две недели наша бандероль вернулась, естественно, неоплаченной. Обиднее всего пришлось помощнице-студентке — мало того, что она срочно отправляла бандероль, так еще и за свои деньги, хоть и небольшие, около 40 рублей, но для любого человека это деньги. Я решила позвонить этой даме — может, что случилось, и она просто не смогла выкупить бандероль? Мне ответили ленивым голосом, что бандероль не выкупили сознательно — в Москве такие грибы в универсамах лежат. Килограмм — 400 рублей. Надо будет — куплю, мол, и настойку сделаю, рецепт-то вы дали. Зачем, мол, покупать биодобавку за большие деньги, когда я могу купить эти грибы в универсаме и сколько влезет потреблять полисахариды на благо своему здоровью?

Тогда я не стала ничего объяснять — каждый относится к своему здоровью именно так, как заслуживает. Убедилась в этом, когда, собирая материалы для книги «Серебряная вода. Метод Таранова», имела счастье работать с самим *Лотом Ивановичем Тарановым*. Этот целитель лечил больных серебряной водой, для чего им был разработан специальный патентованный аппарат, лицензию на который за полмиллиона долларов сейчас выкупили американцы.

Лот Иванович лечил *своей* серебряной водой, очень высокой концентрации, кстати, относительно недорогой, 500 мл — 350 рублей (американское коллоидное серебро с мизерным, 0,5 %, содержанием ионов серебра стоит 25 долларов за 118 мл — сравните). В практике целителя были казусы, например, такого рода. Базалиома (раковое образование на коже) уже заживает, уменьшается в размерах и вдруг через два месяца — опять все на начальном уровне.

Лот Иванович голову ломает, понять не может, почему. Пациент весь в обидах и истерике — серебряная вода не помогает! А оказывается все просто: он купил ионатор за 600 рублей (очень много таких продается) и сам освоил производство серебряной воды с использованием серебряного колечка. «Что ж ты наделал, садовая голова?!» — пеняет ему Лот Иванович, а тот не понимает — там серебряная вода, здесь тоже. И объяснять себе дороже — целитель, дескать, *свою* воду продает, потому что нажиться хочет. «А то, что моя репутация мне дороже и я пол-жизни вбил в разработку своего метода, своей воды, — это эмоции», — расстраивался Таранов.

То же и здесь: главное, рецепты получить, а лечиться сам буду. А так как русский человек весьма изобретателен, то в скором времени, судя по всему, появится масса «препаратов» домашнего изготовления. Естественно, какой-нибудь ушлый грибовод, приспособившийся выращивать в подвале вешенку, не постоит в цене и из-за границы выпишет культуру шиитаке, постарается развести ее, чтобы продавать как лечебный препарат для настоек и настоев. Однако то, что любой иностранец давно знает как таблицу умножения, а именно, что любой фармпрепарат — это препарат, который долго и трудно зарабатывает репутацию, проходит клинические испытания, проходит апробацию, то есть является конечным продуктом колоссальной работы над исходным сырьем, русский и в настоящее время понимает с трудом.

Поэтому подробно объясню, почему в западных странах наряду с массовым потреблением шиитаке (их действительно можно приобрести в любом универсаме) крайне популярны и биодобавки, и препараты шиитаке по очень солидным ценам.

Существует *несколько культур шиитаке*. Одна из них — фармкультура, выросшие из нее грибы идут на нужды фармакологии, косметологии, медицины. Эта культура максимально приближена к дикорастущим шиитаке. Шиитаке, полученные из фармкультуры, по внешнему виду и вкусовым качествам не идут ни в какое сравнение с толстячками-здоровячками, которые продают в универсамах. Наоборот, они невзрачны, худосочны, с тонкими ножками и тонкими шляпками. Японцы называют их «донко шиитаке». Они имеют более выраженный карамельный вкус и некоторую горчинку. Другую культуру — деликатесную — японцы своей не считают, они называют ее «испорченной американской селекцией». И они правы: вспомните вкус «ножек Буша», нашпигованных гормонами роста, сбалансированными витаминами и т. д., и сравните со вкусом отечественной курицы, не избалованной импортными кормами и видевшей в меню только горсть пшеницы да подножный корм из червячков и паучков.

Но отличие культур не только в этом — существуют еще и свои, в корне различные, технологии выращивания шиитаке. Здесь уместно вспомнить, что недаром шиитаке называется *грибом спящего Будды*. Технология выращивания целебного гриба вообще — это вековая традиция. А шиитаке — одна из традиций. Целебность гриба, как считают японцы, не только подарок природы, это подарок Божества, самого Будды, которого нужно разбудить, чтобы он не забыл вложить целебные свойства в шиитаке.

«Пробуждение» на плантации проводится очень оригинально. Но сначала несколько подробнее о системе ращения шиитаке, которая издавна была очень строга и включала в себя следующее: специальные чурбачки из определенных видов деревьев (для лечебных целей использовали каштановые, для пищевых — ольху и бук), специальный температурный и влажностный режим. Чурбачки находились под навесом, который несколько раз в день менял свой угол в зависимости от солнца. Ни в коем случае не использовалось закрытое помещение — грибам нужно дышать свежим воздухом.

Обычно применялся метод прививки гриба, то есть засеянные мицелием шиитаке деревянные пробки, которые являются основой для развития шляпок и ножек гриба, помещали в щели, сделанные в чурбаках. Затем щели покрывали воском и по чурбакам время от времени стучали специальной деревянной дубиной или встряхивали их, чтобы стимулировать рост мицелия. Это и называлось «разбудить» гриб, не дать окончательно заснуть Будде, чтобы он не забыл вложить целебные свойства в шиитаке.

Через один или два года такие чурбаки, пронизанные мицелием, начинают ежегодно давать урожай осенью и весной в течение трех, а иногда и пяти лет. Но никто, даже сам Будда, не сможет дать ответ, когда и какой будет урожай, — шиитаке хоть и стали ручными, но покладистыми быть не обещали.

Описанная технология выращивания шиитаке была неизменной с XII века, и только XX век внес свои коррективы.

Началось с того, что каштановые и буковые чурбаки посчитали чересчур громоздкими и дорогими.

Нашли более оптимальный, с точки зрения удешевления, метод — заменили деревянные чурбаки синтетическими, сделанными из опилок, проса и пшеничных отрубей. Такие чурбаки уже могли по сравнению с естественными деревянными чурбаками дать урожай в 4 раза выше, а затрат по времени — в 10 раз меньше.

Но и на этом не остановились. Американцы взялись за дело всерьез, когда поняли, что грибы — это не только вкусный, но и прибыльный продукт. Они поставили дело на конвейер и селекционировали культуру. Теперь грибы уже не надо будить, они сами стройными рядами выскакивают из синтетических опилок, подкормленные гормонами и микроэлементами, все как на подбор, рослые откормленные красавцы, как и сами упитанные американцы. Кроме того, никто больше не будит звуками деревянной дубины Будду, он спит беспробудно, и не думая вдыхать целебную силу в стройные ряды мутантов.

Разумеется, я ничуть не хочу опорочить моих добрых друзей грибоводов. Производство шиитаке — дело очень трудоемкое, и каждый знает, какую культуру и в какой стране лучше брать. Например, в Японии и Китае производство шиитаке строго разграничено на гастрономические и фармацевтические цели, разнятся поэтому и технологии выращивания. Из американских книг наиболее грамотная по выращиванию шиитаке — это Paul Stamets. Growing gourmet and medicinal mushrooms. Berkeley, Calif: Ten Speed Press, 1993 (Выращивание грибов для гастрономических и медицинских целей).

Наш Центр в своей работе тесно сотрудничает с одной небольшой китайской грибной фермой, которая выращивает именно фармацевтические шиитаке по древнеяпонской системе со всеми атрибутами (каштановыми чурбаками, призывами к Будде и «пробуждением» спящих грибов). Это действительно в несколько раз увеличивает стоимость грибов, но зато и целебная сила таких «разбуженных» грибов вне всякого сомнения.

Все поставки в Америку и Европу грибов шиитаке на нужды фармацевтической промышленности идут тоже с ферм Китая: оказалось, что переносить такую технологию очень сложно и крайне дорого (одни каштановые чурбачки чего стоят).

Правда, сейчас идут работы по внедрению этой технологии на русской почве, на Дальнем Востоке.

Разумен вопрос: даже если культуры шиитаке различаются, как, например, земляника и селекционная садовая клубника, полисахариды-то все-таки одни и те же?

Да, полисахарид *лентинан* присутствует в шиитаке в любой культуре, в деликатесных формах, конечно, его в несколько раз меньше, но он все равно там есть. Так почему же нельзя лечиться жарким или рагу из шиитаке?

Здесь сразу напрашивается аналогия, почему мы столько веков травами лечимся, а грибы только едим. Дело в том, что полисахариды любых грибов — крайне нежная субстанция, которая при нагревании разрушается. И если травы сушат, потом заваривают, и растительные лигнины при этом сохраняются, то полисахариды такого действия не выносят.

Не буду голословна, приведу цифры (таблица 2). Шиитаке в испытаниях только довели до кипения и протомили на малом огне 2 минуты, то есть даже не сварили, а показатели сразу упали; с травами этого не было бы в любом случае.

Таблица 2

Изменение содержания важных веществ в грибах при тепловой обработке

Вещества	Сушеный гриб	Вареный гриб
Аминокислоты, важные в питании (г/100 г)		
Аргинин	0,648	0,089
Гистидин	0,159	0,022
Лейцин	0,679	0,093
Изолейцин	0,405	0,055
Лизин	0,343	0,047
Тирозин	0,323	0,044
Треонин	0,497	0,068
Метионин	0,179	0,025
Фенилаланин	0,486	0,06
Триптофан	0,031	0,044
Валин	0,486	0,067
Белок (%)	17,5	9,6
Содержание жирных кислот в шляпках шиитаке (г/100 г)		
Мононенасыщенные жирные кислоты	0,307	0,140
Полиненасыщенные жирные кислоты	0,140	0,031
Насыщенные жирные кислоты	0,247	0,055

Напрашивается вывод, можно есть сколько угодно жареных, пареных, вареных шиитаке и не получить лечебного эффекта, а одно только удовольствие, как, впрочем, и от любых вареных и тушеных овощей и фруктов.

Высокая цена биодобавки обусловлена и еще одним обстоятельством. Биодобавка не просто порошок из гриба шиитаке, предназначенный для настоя и настоек, — это вытяжка, то есть особая субстанция, полученная в сложном процессе производства, где полисахарид *лентинан* выделен в чистом виде, и не просто выделен, а еще и адаптирован к нативному раствору. Дело в том, что полисахарид *лентинан* — водорастворимый полисахарид, который может эффективно работать и растворяется в водной среде. Можно быть уверенным, что эффективность адаптированного полисахарида — 100%. Плюс ко всему это именно та доза, которая гарантирует в организме выработку *перфорина* на должном уровне.

[?] *Везде утверждается, что грибы накапливают тяжелые металлы и их не рекомендуют употреблять в пищу, а вы лечите грибами...*

Правильно, грибы — и сами плодовые тела и грибница, — как насосы, впитывают тяжелые металлы, всевозможные нитраты и нитриты. Эту их уникальную способность надо повсеместно использовать, а у нас это только страшилка для грибников.

Да, в пищу надо брать только те грибы, которые растут в экологически чистом месте. Это первая заповедь. Грибы, которые выращиваются в грибных хозяйствах, проходят специальный контроль на содержание тяжелых металлов, а грибы, которые идут на фармацевтические нужды, — удвоенный. Поэтому в универсамах можно абсолютно спокойно покупать и шампиньоны, и вешенки, и шиитаке. И лечиться тоже абсолютно безбоязненно (естественно, при наличии сертификатов).

Свойство же грибов накапливать в себе тяжелые металлы, нитриты и нитраты — удивительное свойство. Известно ли вам, что зараженный радиацией пятачок пять на пять метров грибы могут вычистить за пять лет (при условии, что грибной урожай будет достаточно солидным — по килограмму на метр квадратный)? Или что, например, любые грибы, как губка, впитывают в себя депонированные нитриты и нитраты из организма? Это означает, что, устраивая два раза в неделю грибной обед, вы на треть уменьшаете содержание канцерогенов в организме. Проведение же одного-двух профилактических курсов препарата «Шиитаке» тоже существенно разгрузит «нитратное» депо организма.

А другие грибы применяются при лечении онкологии?

Несомненно. Все грибы имеют прекрасные противоопухолевые свойства. И это знали с глубокой древности — именно в тех селениях, где грибы употребляли в сыром виде или солили холодным щадящим способом, раковых заболеваний не было. Отменным здоровьем всегда славились каргопольцы, а именно Каргополье считалось родиной соленых рыжиков. Эти же рыжики, с гривенник, ели и сырыми. Сыроежки, кстати, поэтому так и названы, что их тоже употребляли в сыром виде — особенно оранжевые и зеленоватые, и именно для того, чтобы не хворать.

Прекрасными противоопухолевыми свойствами обладает березовый древесный гриб чага. Но основным его свойством считается редкая способность выводить токсины из организма. Дело в том, что раковая опухоль, развиваясь, отравляет токсинами организм, и чага берет на себя обязанность эти токсины эффективно выводить.

Чага
Чага на сегодняшний день самый изученный из отечественных грибов. Учеными в 50-х годах проводились опыты на животных, в результате которых было установлено, что препарат чаги способствует рассасыванию злокачественных опухолей только на самых ранних стадиях развития болезни. На поздних стадиях он выводит токсины из организма. Концентрированный препарат чаги под названием «Бефунгин» производится Санкт-Петербургским химико-фармацевтическим заводом и продается в аптеках.

«Бефунгин» — полугустой экстракт, полученный из грибных наростов, образуемых на березах фитопатогенным паразитом — березовой чагой. К экстракту добавлены соли: кобальта хлорид 0,175% или кобальта сульфат 0,2%.

Применяется препарат в качестве симптоматического средства у больных со злокачественными опухолями различной локализации, а также при хронических гастритах и дискинезиях желудочно-кишечного тракта с преобладанием атонии, при язвенной болезни желудка.

Назначают «Бефунгин» внутрь в следующих дозах: 3 ч. ложки препарата разводят 150 мл подогретой кипяченой воды и принимают по 1 ст. ложке 3 раза в день за 15 минут до еды.

Как приготовить настой чаги в домашних условиях
Один из способов достаточно сложен. Кусок свежего гриба обмывают и растирают на терке. Высушенный гриб для размягчения сначала заливают холодной кипяченой водой на четыре часа, после чего растирают на терке или пропускают через мясорубку. На 1 стакан измельченного гриба чаги добавляют 5 стаканов кипяченой воды (температура до 50 °C), настаивают в течение 48 часов, затем жидкость сливают, остаток отжимают и к полученной жидкости добавляют воду, в которой замачивался гриб.

Настой березовой чаги хранят в прохладном месте при температуре не выше +10 °C. Срок годности настоя из чаги не более 4 суток.

Принимают настой чаги березовой по 3 стакана в сутки, в несколько приемов, за 30 минут до еды. При опухолях в малом тазу рекомендуется делать клизмы по 50–100 мл настоя.

Обычно мы назначаем напар чаги, потому что это намного проще и эффективнее, в этом напаре сложные полисахариды не разрушаются. 3 ст. ложки залить кипятком (не крутым) — 500 мл и настаивать в термосе 3–4 часа. Затем остуженный напар выпивать в течение дня.

Диета при лечении чагой
При лечении чагой больным назначается молочно-растительная диета; прием в пищу мяса и жиров должен быть сведен до минимума; из рациона полностью исключаются консервы, колбасы, приправы.

Глюкоза и пенициллин являются антагонистами чаги, поэтому их не следует принимать одновременно с препаратами чаги. Также исключается во время чаголечения прием витаминов А и В.

Кстати, чагу использовали при опухолях всегда. Классические примеры — в письмах читателей. Вот одно из них.

✉ «Когда ставят диагноз рак, его даже врачи не рекомендуют говорить больному. И у всех становится на душе отвратительно. Так было и у меня в 1995 году, когда из Павловской больницы выписали отчима, сказали: «Проживет не больше месяца. Пожалуйста, ему об этом не говорите».

Привез его домой. Отчим был весь желтый, с бараньим весом. Участковый врач в Павлове, Нина Александровна, посоветовала мне полечить его грибом чагой и дала приблизительный рецепт. Я прочитал горы медицинской литературы и остановился на двух рецептах.

Первый

Взять чаги полную 3-литровую банку (измельчить его топором), залить литром кипяченой воды, настоять 2 дня, за это время раза 4–5 бултыхать, после этого воду слить и поставить в холодильник. Гриб из банки вынуть и нарезать как можно мельче, после чего залить его в этой же банке 2 л воды 50–60 °C и поставить настаиваться на 3 суток. После отжать, соединить с первым отстоем и профильтровать. Пить 2–3 раза в день по 100–120 мл и запивать 100 мл коровьего молока.

Чагу брать осенью, только коричневую (ни в коем случае не белую!), и только там, где растут вислые березы.

Второй

Взять 400 г золы от березовых дров, залить 2 л кипятка и кипятить 5–6 минут, дать отстояться. Отстой профильтровать и пить по 50 мл утром и вечером за 30 минут до еды. Заедать обязательно половинкой апельсина.

Принимать можно вместе и отдельно оба настоя.

Настои хранить в холодильнике в течение месяца, но употреблять подогретыми до комнатной температуры.

Диета: поменьше мяса, в рационе должны быть молочные продукты, простокваша и сыворотка.

После употребления этих настоев мой отчим поднялся с постели через 40 дней, у него появился аппетит. С тела и с лица исчезла желтизна. И вот пятый год он живет и ухаживает за моей матерью, а ему уж 86 лет. Сам ходит на базар, в магазин, сам готовит и делает все по хозяйству. Набрал свой вес.

После обследования через год диагноз подтвердили, но рак не прогрессировал, а как бы затих.

Но еще хочу добавить: я ему сразу сообщил диагноз. Он знал это с самого начала лечения.

Прихунов А. С. («Сам себе лекарь»)

Трутовик лиственничный

При лечении опухолей мы используем и трутовик лиственничный, исключительно интересный и целебный гриб.

В основном о целебных свойствах трутовика известно из прописей *Диоскорида*, древнегреческого врача. В России он тоже был известен и вплоть до прошлого века считался традиционным лекарством против туберкулеза и даже служил для России прибыльным товаром. Только в 1870 году Россия экспортировала в Европу 8 тонн сушеного трутовика.

Трутовик, по описаниям русских знахарей и врачевателей Востока, применяют при следующих заболеваниях: инфекционные (грипп, вирусные заболевания, ВИЧ, туберкулез), опухолевые (доброкачественные и злокачественные опухоли), заболевания почек и поджелудочной железы, желудочно-кишечные заболевания.

Применяется как присыпка при гнойных ранах и язвах.

Внутреннее применение трутовика лиственничного при опухолях

Водочная настойка: 5 г сухого трутовика залить 150 мл водки, настоять 2 недели в холодильнике. Принимать в зависимости от рекомендаций врача-фунготерапевта.

При нежелании или невозможности употребления водочной настойки применяется настойка трутовика на льняном или оливковом масле.

Масляная настойка: 5 г сухого трутовика залить подогретым до 37 °C маслом, размешать и поставить в холодильник на 5–7 дней. Принимать столовыми или чайными ложками по индивидуальным рекомендациям.

Наружное применение трутовика лиственничного при ранах

Для лечения незаживающих язв и обработки ран, царапин и порезов: 2 пакетика трутовика залить 150 мл водки и настоять 2 недели, при необходимости отфильтровать и орошать язвы 2–3 раза в день.

Сразу предупреждаю: трутовик лиственничный неопытный грибник может спутать с чем угодно, поэтому самолечением заниматься не советую. Даже если вреда от такого лечения не будет, пользы не будет уж точно, если, например, перепутать трутовик с вешенками, или разновидностями древесных грибов.

Королевой отечественных грибов по противоопухолевым свойствам является, конечно, весёлка обыкновенная — один из самых удивительных грибов в мире. Я думаю, о ней надо рассказать чуть подробнее.

Весёлка обыкновенная
Грибы — самые удивительные создания природы, а среди них самое необычное и самое целебное явление — весёлка обыкновенная, гриб, о котором мало кто слышал и того меньше — кто его видел.

И если признанным королем грибов по целебным свойствам считается самый знаменитый гриб в мире — шиитаке, то весёлка — по праву королевой.

Действительно, это гриб удивительный, вроде легендарного цветка папоротника, который ищут в определенный час в день на Ивана Купала, чтобы обнаружить с его помощью клад. И весёлку ищут примерно в это же время, и тоже в определенные часы, и тоже ради клада — только целебного.

Молодой гриб представляет собой яйцевидное белое тело (в народе гриб называют *чертово яйцо*), и его очень трудно обнаружить. Любит этот гриб скорее все-таки хвойные леса, хотя его можно встретить и где угодно. Что удивительно, так это капризность и непредсказуемость гриба. Он никогда не растет на одном и том же месте. Один мой знакомый грибник, который уже не первый десяток лет бороздит невельские леса на «тихой охоте», о весёлке может только одно сказать — действительно «чертово яйцо» или, как еще называют его в этих местах, *дьяволов глаз*. «Я знаю все самые потаенные места, где обычно растут из года в год или боровики, или подосиновики. Каждую осень иду туда с уверенностью, что наберу ведро даже в самый засушливый год. И никогда не ошибался. Грибница только разрастается. А с весёлкой всегда какая-нибудь чертовщина. Однажды набрел на полянку, где их росло штук двадцать. Специально соорудил шалаш, вернулся на ночевку, чтобы не пропустить самую целебную фазу — «цветение». Штук пять оставил, не сорвал, на это место навалил самой плодородной земли со мхом, чтобы подкормить споры, заставить их укорениться. На следующий год каждый день бегал на свою «грядку». Все напрасно. Больше ни одна весёлка там не появлялась. А гриб как будто взялся дразнить меня — вдруг «чертово яйцо» я увидел у собственного дома, и не где-нибудь, а у порога бани. И так вот всегда — то густо, то пусто».

Обычно весёлка не бывает очень крупной, редко когда дорастает до размера гусиного яйца. Вначале гриб очень похож на обыкновенный дождевик, но не такой крепкий, а со своеобразной студенистой мякотью. По своему строению он напоминает перезревшую сливу или комочек нерастекшегося желе. Дорастая до определенного размера за достаточно большой для обыкновенного гриба срок — примерно за неделю, дальше гриб начинает показывать чудеса. Из него проклевывается небольшая почка, которая быстро трансформируется в плодовую ножку, и эта ножка начинает неукротимо стремиться вверх, как живое существо. Ножка со шляпкой вырастает из яйца очень быстро, иногда за 15 минут. Этот гриб — рекордсмен среди грибов по быстроте роста. Результаты потрясающие: 5 мм в минуту! Плодовое тело достигает 30 см в длину, имеет длинную толстую, пустую внутри хрупкую ножку и шляпку, покрытую буро-зелёной слизью. Слизь шляпки содержит споры и издаёт отвратительный запах, привлекающий мух, разносящих эти споры. Так этот гриб простоит несколько часов, после чего от него останется лишь мокрое место в самом прямом смысле.

Весёлка растёт и в Западной Европе, а так как интерес к целебным грибам сейчас за границей неимоверно высок (фунготерапию, науку о целебных грибах, считают эрой новых открытий), то и весёлка попала на лабораторный стол. И стала сенсацией!

Оказалось, что её способность выводить холестерин и понижать давление в два раза выше, чем у шиитаке! Верно лечили знахари гипертонию настойкой из весёлки! Но и это ещё не всё — грибные фитонциды весёлки тоже оказались активнее. Они убивают вирусы герпеса, гриппа, гепатита и даже СПИДа. Однако всё-таки уступает весёлка шиитаке по степени стимулирования иммунной системы. Но зато противоопухолевые свойства такие же!

Я помню рассказ одной знахарки (бабы Насти), что в их деревнях под Опочкой никогда раковых больных не было, а всё потому, что было принято такое кушанье: яйцо весёлки рубили помельче и заливали сметаной, солили и съедали сырым. А девки еще и лицо мазали этим составом, потому были с кожей чистой и свежей — на зависть всем другим.

Оказывается, это стопроцентная правда — действительно полисахариды весёлки вызывают выработку в организме *перфорина*, который убивает раковые клетки: в мембране клеток он проделывает отверстия, и раковая клетка просто умирает. Таким образом *перфорин* не дает им делиться и формироваться в опухоль.

Водочная настойка весёлки работает аналогично, принимать раз в год настойку весёлки — значит, избавить себя от опасности заболеть раком!

Лечит весёлка и злокачественные опухоли (причем любые), рассасывает доброкачественные, понижает давление, лечит язвы ЖКТ, врачует почки. Наружно водочная настойка весёлки залечивает трофические язвы, пролежни, укусы, раны, кожный рак.

Внутреннее применение весёлки обыкновенной

50 г свежей весёлки (5 г сухой) залить 200 мл водки и настаивать в течение двух недель в холодильнике. Отфильтровывать не надо — чем дольше стоит, тем целебнее.

Принимать от 1 ч. ложки до 3 ст. ложек в зависимости от заболевания. Например, чтобы понизить давление при злокачественной гипертонии, достаточно всего 1 ч. ложки такой настойки 2 раза в день.

Наружное применение весёлки обыкновенной

100 г свежей весёлки (10 г сухой) залить 200 мл водки и настаивать в течение двух недель в холодильнике. Отфильтровывать тоже не надо.

Обрабатывать язвы 2 раза в день, но только примочками — не компрессами.

А вот какие письма о весёлке я нашла в газетах оздоровительной тематики.

«Расскажу об очень интересной истории, в которую и сам сначала не поверил. Речь идет об удивительном грибе — весёлке обыкновенной.

Дело в том, что моей теще поставили диагноз — рак матки. Мы, конечно, стали узнавать все методы, как что делать. А у меня в Белоруссии живет старинный приятель — он позвонил и сказал, что у них рак лечат весёлкой — настойку делают и принимают. Я попросил его выслать, если, конечно, найдет где.

Он купил весёлку на рынке в Витебске, высушил ее и прислал нам — где-то около полукилограмма. Запах у нее, конечно, необыкновенный — не грибом пахнет, а чем-то пряным и горьковатым. Жена ее в пакетике положила в тумбочку в спальне и сказала, пусть там полежит, авось моль выведет. А теща легла на операцию, затем ей делали химию, потом облучение. Пыталась жена ей давать настойку весёлки, но врач просто взял пузырек и выбросил, дескать, не позволю всякую дрянь принимать — если мы не поможем, то никто на свете рак вылечить не в состоянии. Поверили в официальную онкологию и ничем больше не старались лечить. (Кстати, после операции теща еще год прожила, умерла же от метастазирования.)

А весёлка в пакете так в спальне и осталась лежать — забыли про нее и к запаху привыкли. И лежала она у нас где-то полгода. Потом жена пошла на плановый осмотр к маммологу (у нее диффузная мастопатия — затвердения с фасоль были). Проверилась — ничего не нашли. Жена удивилась — не рожала, ничего не принимала, ничем не лечилась — не до этого было во время болезни матери, так что? Решили мы тогда, что это стресс ее вылечил, организм так встряхнулся, так перепугался, что моментом наладился. А потом я заметил, что у меня жировик на плече резко уменьшился. Практически только след от него остался. Поудивлялись и забыли.

Потом к нам приехал наш приятель, тот, который весёлку нам сушил. Зашел он к нам в комнату, аж заулыбался — вот как пахнет весёлкой, как в избе моей бабки. Оказывается, его бабка лечила все опухоли так (так в их деревне делали всегда) — за икону клали сушеную весёлку в тряпице. Говорит, что у стариков никогда не было никаких жировиков, папиллом и даже рака.

Вот такое лечение испытали мы на себе».

Анфалов П. П., Всеволожск

«...Приехала к матери и ужаснулась — ноги как тумбы, вены как узлы, и у ступни — трофическая незаживающая язва. Мажет ее маслом облепихи и присыпает стрептоцидом, как врач рекомендует. И все бес толку. Уже стали намекать об ампутации.

Я привезла с собой настойку весёлки обыкновенной — у нас в Бресте у старушки на рынке купила. И только этой настойкой от операции и спаслись — рана стала подживать и через три месяца зарубцевалась.

А весёлка — это удивительный гриб, у нас им лечат многие болезни — и рак, и язвы всевозможные, и миомы, и мастопатию».

Кривенок А. П., пос. Бялое

?? *Все ли грибы являются противоопухолевыми?*

Нет, не все. У грибной аптеки все почти так же, как и у лекарственных трав, — каждый гриб имеет свою, выраженную специфику. Зная их лечебные свойства можно составлять грибные сборы, эффективно пролечивая всевозможные заболевания. Вот, например, интереснейший гриб строчок. Этот «подснежник» грибного царства редкий грибник положит в свою корзину, потому что в многочисленной литературе о строчках сказано категорично — ядовит! Хотя не так уж он и ядовит и его вполне можно причислить к съедобным грибам. А вот целебные свойства его очень примечательны — он обладает выраженным анальгезирующим действием, то есть снимает боли. Поэтому использовали строчки в настойках при разного рода суставных заболеваниях, артритах, миалгиях и т. д., а также для лечения панкреатита, при онкологии на поздних стадиях, когда необходимо обезболивание.

Или, например, лисичка— гриб, который знают все, — уж очень его тяжело спутать. Так вот лисичка тоже поразительно целебный гриб, и опять же ее свойства очень специфичны, именно этими свойствами и обусловлена удивительно чистая мякоть — без червоточин и личинок. А все потому, что в спорах и мякоти этого желтенького грибка имеется вещество хитинманноза, которое на дух не переносят жучки-червячки, а также гельминты всех видов. Мало того, что оно заставляет любых ленточных червей сломя голову спасаться, так еще и личинкам и яйцам жизни не дает — обволакивает капсулу яйца, растворяет ее и уничтожает содержимое.

Иностранцы так активно закупают лисички у нас не только для «продуктовых» нужд, сейчас лисички применяются и в фармацевтике западных стран — выделяют из них это вещество в чистом виде и используют в лекарственных препаратах.

Кто-то удивится: как же так, потребляем лисички и в вареном, и в жареном, и маринованном виде, а все равно приходится гельминтов выводить пижмой, полынью да другими средствами. Все очень просто — вещество это капризное, тепловую обработку не выносит, разрушается уже после нагревания до 60 °C. При холодной засолке его соль разрушает. Вот и получается, что пользы никакой не видно, хоть тонну съешь.

А вот если сделать водочную настойку (2 ст. ложки измельченных свежих грибов или 3 ч. ложки с верхом сухих залить 150 мл водки и настоять 2 недели в холодильнике; потом, не фильтруя, а только периодически взбалтывая, принимать по 1 ч. ложке на ночь), то эффект будет удивительный — ни от остриц, ни от аскарид и даже власоглавов и следа не останется, как от них самих, так и от их яиц.

Этой порции как раз на месячный курс и хватит. Отравиться лисичками нельзя, только, конечно, собирать их надо в экологически чистом месте.

?? *А как вы относитесь к мухомору?*

Прекрасно. Выше, уже описала наблюдения Миронова о том, как работает настойка на мухоморе при онкологии. Так вот, при любых видах онкологии мухоморная настойка зарекомендовала себя исключительно хорошо. Кстати, намного лучше болиголова и аконита. У меня много писем — свидетельств о явном улучшении при раке именно при приеме настойки мухомора. Вот одно из них.

«...Рак не щадит никого — мою дочь эта болезнь настигла в 21 год. Злокачественная лимфома средостения — такой диагноз поставили молодой цветущей девушке. Почему, за что? Передать наше горе и отчаяние невозможно. Конечно же, начали консультироваться у профессоров. Провели химиотерапию, облучение. Я не вылезал из кабинетов онкологов, а становилось все хуже и хуже. Она исхудала — весила 38 кг. Умирала просто на глазах.

В отчаянии я стал хвататься за любую соломинку (это я — человек с высшим образованием, который всегда свято верил в официальную медицину и все остальные методы целительства считал шарлатанством). Съездил к старушке-знахарке в Белоруссию, привез сбор противораковый (болиголов, ястребинка волосатая, шалфей полевой, пион уклоняющийся). Начали пить (кстати, на всем протяжении болезни дочка пила этот сбор — выпили два мешка) и настойку мухомора.

Вы не представляете, какой напор я выдержал, забирая дочку из клиники, — меня обзывали идиотом, кричали, что я угроблю своего ребенка. Я тоже чувствовал себя почти убийцей, но был уверен, что они там доведут девочку до смерти еще раньше. Мухомор мы стали пить не каплями, как везде пишется, а начали сразу с половины чайной ложки, потом по чайной ложке 2 раза в день. Выпила она три трехлитровые банки.

Сейчас от болезни не осталось и следа — дочка выздоровела. Это заверено всеми справками из того же онкологического центра в Петрозаводске. И об этом знает весь город. Мухомор спас мою дочь. Сейчас она вышла замуж, живет в Германии».

Эль Михаил Иосифович, Петрозаводск

«...Несколько лет назад соседу ставили диагноз: рак глотки и рак легкого. Врач посоветовал ему, от безнадежности, наверное, пить настойку мухомора по нескольку капель в день. А соседушка-то был любитель спиртного и частенько пропускал даже по рюмочке ядовитой настойки. Плохо-то ему не было, а в результате он жив и здоров по сей день. Давно уже на пенсии, но продолжает работать. Конечно, мухомор есть мухомор и принимать его нужно осторожно, особенно людям с заболеваниями органов пищеварения.

Мы живем в многоквартирном доме, поэтому рецепты передаются от одних к другим. Знаю случаи, когда от рака одна женщина вылечилась чистотелом и чагой. Живет уже более пяти лет. Многие пьют настойку мухомора в целях профилактики онкозаболеваний. Начинают с 1 капли, увеличивают до 20, прибавляя по капле каждый день. Совсем недавно узнал, что мухомор нельзя резать ножом. Его нужно ломать руками. Мыть шляпки тоже не требуется, надо только пленки снять. На 1 стакан шляпок берется 0,5 л водки, настаивается 10–12 дней. Пить 10 дней, потом делать 10-дневный перерыв. Начинать лечение с 5 капель. Мои знакомые начинали с большей дозы: кто с чайной, а кто и со столовой ложки».

Подколесов М., г. Рязань

?? *Вы утверждаете, что раз в год принимая настой или настойку шиитаке, я не заболею раком?*

Помимо меня в этом уверены все исследователи шиитаке. Полисахарид *лентинан* действительно заставляет организм вырабатывать *перфорин*, который и уничтожает опухолевые клетки. Этот фермент вырабатывается организмом регулярно и регулярно уничтожает переродившиеся клетки в организме (а перерождаются в онкологические они каждый день и в любом возрасте). Так вот, до 35 лет *перфорин* вырабатывается успешно, а затем его выработка уменьшается. Почему — существуют только догадки, но никто не может представить хоть какую-либо доказательную теорию. Одни исследователи напрямую связывают выработку *перфорина* с выработкой соляной кислоты в желудке. Но это только догадки.

Доказано же многочисленными исследованиями то, что полисахарид *лентинан* дает организму толчок к выработке *перфорина*. Поэтому 1–2 курса шиитаке в год обезопасят вас от риска заболеть раком. Особенно это показано людям с доброкачественными опухолями — шиитаке не даст переродиться этим клеткам в злокачественные.

[??] *А почему же онкология случается в любом возрасте, даже дети ей подвержены?*

Именно потому, что *перфорина* вырабатывается недостаточно. И если после 35 лет это объясняют возрастными сбоями в работе организма, то в более молодом возрасте — это какая-то патология, при которой организм перестал вырабатывать этот фермент. Поэтому профилактически препарат «Шиитаке» можно и нужно принимать всем. Детям — начиная с 5 лет, если нет, конечно, индивидуальной непереносимости.

[??] *У вас два вида препаратов «Шиитаке» — водорастворимый и спиртовой. Чем они отличаются по воздействию на организм?*

Водорастворимый препарат «Шиитаке» — своеобразный грибной чай, 30 пакетиков в коробочке, рассчитан на профилактический курс 1 месяц. Этот препарат, разработанный при участии Санкт-Петербургской фармацевтической академии, представляет собой экстракт базидиального гриба — то есть практически чистые полисахариды, которые великолепно растворяются в воде и стопроцентно усваиваются организмом. Препарат приготовлен по щадящей методике (без нагревания и прессования), с тем чтобы сохранить сложные цепи полисахарида *лентинана* и летучеподобные частицы. Препарат показан детям с 5 лет и всем пациентам, у которых есть проблемы с заболеваниями печени, поджелудочной железы, почек, то есть тем, кому спиртовые настойки не показаны. Препарат достаточно дорогой, поэтому были разработаны методики по использованию грибного порошка для приготовления спиртовых настоек — в этом случае пакетики с грибным порошком нужно самостоятельно настаивать на водке (рецепт указан в каждой инструкции). Настойки на одном порошке хватает при профилактическом приеме на 2 недели, максимальный лечебный курс — 12 пакетиков.

Эффект от водочной настойки шиитаке аналогичен водорастворимому препарату, различие только в том, что он в организме работает более жестко. Кроме того, грибной порошок нужно настаивать в отдельных случаях на льняном масле, кагоре, коньяке. В этом случае будет еще дополнительный эффект. Но нужно индивидуально проконсультироваться с фунготерапевтом.

В отдельных случаях можно пользоваться только водорастворимым препаратом. Например, если перед вами стоит цель — вывести нитрозамины, нитраты и нитриты из организма. ТСА — водорастворимая аминокислота и работает только в воде.

У меня миома матки и камни в желчном пузыре. Какой препарат мне предпочтительнее?

Водорастворимый препарат «Шиитаке» более показан. Для получения лечебного эффекта курс лечения 4 месяца (то есть 4 упаковки).

?? *При онкологии молочной железы можно ли применять водочную настойку шиитаке?*

При онкологии, если нет метастазов в печени и почках, при длительных курсах предпочтительнее водочная настойка шиитаке.

?? *При заболеваниях крови и лимфы что нужно принимать?*

Предпочтительнее водорастворимый препарат, но хорошо себя показали и настойки грибного порошка на кагоре и льняном масле.

?? *Я хочу обезопасить себя от рака, так как у меня начали возникать по всему телу жировики и папилломы. Что мне принимать?*

Для профилактики онкологии достаточно провести 1–2 курса в год приема водорастворимого препарата «Шиитаке» или курс приема водочной настойки шиитаке.

Для того чтобы гриб стал рассасывать доброкачественные опухоли, необходим курс 3 месяца, затем сделать УЗИ, и если есть подвижка хотя бы на 2–3 мм, значит, повторный курс будет с положительной динамикой. 5-недельная миома уходит обычно за 8 месяцев.

?? *Действительно ли гриб выводит радиацию из организма, а не накапливает ее?*

Именно на способности накапливать тяжелые металлы, радиацию, нитраты и нитриты грибов и основано очищение организма шиитаке. Происходит это за счет действия редкой аминокислоты ТСА, которая «цепляет канцерогены в организме и буксирует их, выводя через мочу. Это подтверждено и лабораторным путем — на протяжении месячного приема водорастворимого препарата «Шиитаке» в моче присутствовали соли тяжелых металлов, нитриты, чего раньше не было. То есть ТСА активно выводила их в наиболее удобной форме.

Очищать организм от нитратов и нитрозаминов могут любые грибы?

Да, но при условии, что они экологически чистые и, что при их выращивании не были использованы синтетические удобрения. Ну а то, что выводить нашему организму надо много чего, — сомнений нет.

Кто-нибудь задумывался, сколько нитратов и нитритов поглощает наш организм? И те, и другие добавляются в ветчину и в мясные продукты, в любые консервы для предупреждения развития ботулизма. К сожалению, потребление нитритов из канцерогенных нитрозаминов и нитратов тесно связано с частотой заболеваемости раком желудка и другими заболеваниями. Нитрозамины появляются в желудке в результате реакции с аминокислотами. Бактерии во рту превращают нитраты в нитриты, и некоторые естественные компоненты в нашей пище могут приобрести измененную канцерогенную форму, если в пище содержатся нитраты.

Например, аминокислый тирамин (обнаруженный в сыре чеддер, сухих колбасных изделиях и во многих других продуктах, включая соевый соус) становится канцерогенным после изменений, вызванных обработкой нитритами. Что касается 3-диазотирамина, измененная аминокислота может вызывать появление опухолей желудка и полости рта. В Японии, где соевый соус обычно добавляют в пищу, наблюдается высокая частота заболеваемости раком желудка, при этом считается, что его вызывают нитриты. Однако и в других продуктах растительного происхождения, таких, как бобы, также были обнаружены вещества, способные превращаться из-за своей нестойкости в нитриты, и необходимо провести дополнительные исследования, чтобы определить риск заболевания раком людей, употребляющих их в пищу. У некоторых людей нитриты, образующиеся во рту из нитратов под воздействием бактерий, являются первичным источником воздействия нитритов. В Великобритании около 75% потребления нитритов приходится на растительную пищу, особенно на салат латук, свеклу, сельдерей и шпинат, а в случае некоторых овощей эта цифра может значительно расти при увеличении использования азотистых удобрений.

Гораздо менее известный источник нитритов — это иммунная система, в которой нитриты производятся макрофагами, приведенными в активное состояние как с помощью иммуностимуляторов, так и при нормальной защитной реакции во время устранения патогенов. То есть макрофаги подавляют своих врагов, выделяя нитриты, и эти нитриты нужно обязательно из организма выводить!

Шиитаке способен помочь в решении проблемы, связанной с нитритами в мясе и овощах, так как он содержит вещество, которое поглощает канцерогенный побочный продукт нитритов — нитрозамины.

Это вещество — *тиопролин*, или ТСА. Как и витамин С, это естественный антиоксидант. Он присутствует в нашем организме прежде всего в печени.

ТСА, аминокислота, структура которой сходна со структурой пенициллина, очень интересное и ценное соединение, уже получившее распространение в Европе в качестве лекарства. Нетрудно понять, почему это так. ТСА обнаружила свойства, защищающие печень от разных широко потребляемых химических компонентов (ацетоминопен, тетрациклин, этанол), и она подавляет (на 78%) образование раковых клеток у животных, подвергнутых воздействию канцерогенных нитритных соединений, содержащихся в корме. У старых животных ТСА значительно стимулирует ферментативную деятельность печени до уровня, соответствующего молодым особям. В больших дозах (от 100 до 400 мг/день) в виде таблеток ТСА использовалась для лечения заболеваний печени и как лекарство, замедляющее старение организма. Сходное соединение, производимое в США, под названием ОТС или процистеин, проходит испытания на пациентах, подверженных ВИЧ-инфекции, где этот препарат может оказаться полезным для повышения сопротивляемости окислению нормальных клеток при воздействии непарными электронами (свободными радикалами), которые распространяются по телу вместе с этим заболеванием, а также для повышения восприимчивости Т-лимфоцитов.

ТСА, содержащаяся в шиитаке, поглощает нитриты в теле и позволяет выводить их с мочой. Иначе говоря, нитриты образуют канцерогенные соединения, главным образом, в желудке. Так как ТСА — водорастворимый фермент, он эффективен только в так называемом грибном чае, то есть если нужно вывести нитрозамины из организма, то надо просто пить чашку за чашкой препарата «Шиитаке». При разведении 1 г шиитаке на 50 мл воды количество ТСА достигает 7 mg на грамм.

ВМЕСТО ЗАКЛЮЧЕНИЯ

В Санкт-Петербургском Центре фунготерапии, который я возглавляю, по средам и четвергам установлены бесплатные консультации врачей-специалистов (натуротерапевтов, фунго- и фитотерапевтов, гепатохирургов). Сделано это не только с целью популяризации метода лечения естественными препаратами на основе трав и грибов, но и для того, чтобы оказать посильную информационную помощь всем желающим. Потому что картина, честно говоря, складывается безрадостная — люди не знают, что им делать, когда поставлен диагноз рак или если они сами подозревают это, но боятся даже пойти на прием к врачу.

Адрес нашего Центра: ул. Медиков, 5, офис 330
Телефон: (812)103-06-44

Если есть вопросы, можно проконсультироваться также по телефонам, указанным ниже, и там же заказать препарат или отправить письмо с просьбой о разъяснении и подборе нужного курса для лечения того или иного заболевания.

Для индивидуальной консультации необходимо знать свой диагноз и назначения, которые проводились при химиотерапии.

Телефон для консультаций: (812)103-06-44

Заказ нужно оформить четко, указав количество требуемых препаратов и свой адрес.

Адрес для заказов:
С-Петербург, 192239, а/я 34,
Филипповой Ирине Александровне.
Телефон для заказов: (812)103-06-44

Кроме того, консультации по вопросам фунготерапии каждый желающий может получить письмом, по телефону или электронной почте у следующих специалистов.

Белоруссия: Чикуенок Виктор Аркадьевич,
225215 а/я 42, г. Белоозерск Брестской обл.,
тел. 404-55,
e-mail: ViolaMF@pisem.net

Москва:
Исаев Юрий Викторович,
тел. (095)752-5251,
e-mail: yuraisaev@mtu-net.ru

Мельников Николай Владимирович,
тел. (095)502-5949, 506-3264,
e-mail: phytodoctor@mail.ru

ОГЛАВЛЕНИЕ

Предисловие	3
Глава 1. ФУНГОТЕРАПИЯ ПРОТИВ ОПУХОЛЕЙ	6
Фунготерапия и ее возможности	6
Лекарство в нас самих!	8
Свои ферменты ближе к телу	9
Японские грибы решают проблему	10
«Драконы» и «дворники» иммунной системы	11
Десять лет здоровья	12
Будущее за естественной иммунотерапией	16
Глава 2. ЧТО НУЖНО ЗНАТЬ ОБ ОПУХОЛЯХ	19
Организм — система самоконтролируемая	19
Первый звоночек, или Когда надо задуматься	21
Полипы — самые каверзные образования	22
Не нужно агрессии даже в борьбе с опухолями	25
И опять о щадящей методике	29
Доброкачественные образования женской половой сферы — миомы, фибромиомы	30
Глава 3. ИССЛЕДОВАНИЯ В ОБЛАСТИ РАКОВЫХ ЗАБОЛЕВАНИЙ	32
Теории, теории...	32
Напрасно обвиненный гриб-слизевик	32
Так все-таки «рак» или «гриб»?	36
Подобное лечи подобным	40
Шиитаке и лечение рака: немного истории	48
Действие лентинана	51

Перспективы лентинановой терапии 55
Американцы уверены — шиитаке способен излечить рак!. 59

Глава 4. ОТЕЧЕСТВЕННЫЙ ОПЫТ ЛЕЧЕНИЯ РАКА МЕТОДОМ «ГРИБНОЙ ТРОЙЧАТКИ» 65
Лечение «грибной тройчаткой»: вопросы и ответы 69
Вместо заключения 121

> **Фирма «ДИЛЯ»**
> приглашает к сотрудничеству книготорговые организации,
> а также на конкурсной основе авторов и правообладателей.
>
> Санкт-Петербург: тел./факс (812) 378-39-29
> Москва: тел. (095) 261-73-96
>
> 191186, Россия, Санкт-Петербург, ул. Казанская, 15
> www.dilya.ru
> E-mail: spb@dilya.ru *(Санкт-Петербург)*
> mos@dilya.ru *(Москва)*

Уважаемые читатели!
Книги «Издательства «ДИЛЯ» вы можете приобрести
наложенным платежом, прислав вашу заявку по адресам:

190000, СПб., а/я 333, «Невский Почтовый Дом», тел. (812) 327-76-66
E-mail: npd2000@mail.ru

почтовый каталог книг «Издательства «ДИЛЯ» высылается бесплатно,
а также:
192236, СПб., а/я 300 ООО «Ареал»
E-mail: postbook@areal.com.ru

Просьба не забывать указывать свой почтовый адрес, фамилию и имя.

Филиппова Ирина Александровна

ЕСТЕСТВЕННОЕ ЛЕКАРСТВО НОВОГО ТЫСЯЧЕЛЕТИЯ
ГРИБЫ ПРОТИВ РАКА

Ответственный за выпуск *С. С. Раимов*
Редактор *Е. М. Голубева*
Художественный редактор *И. Н. Фатуллаев*
Корректор *Л. Г. Алёшичева*
Оформление *К. Б. Муганлинского*

ИД № 06073 от 19.10.2001.

Подписано в печать 21.10.2004. Гарнитура «Times».
Формат 84×108^1/$_{32}$. Усл. печ. л. 6,72. Печать офсетная.
Доп. тираж 5000 экз. Заказ № 989.

ООО «Издательство «ДИЛЯ»
191186, Санкт-Петербург, ул. Казанская, 15.

Отпечатано с готовых фотоформ в ФГУП ИПК «Лениздат»
Федерального агентства по печати и массовым коммуникациям
Министерства культуры и массовых коммуникаций
Российской Федерации.
191023, Санкт-Петербург, наб. р. Фонтанки, 59.

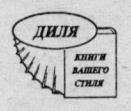

ИЗДАТЕЛЬСТВО «ДИЛЯ»
ПРЕДЛАГАЕТ:

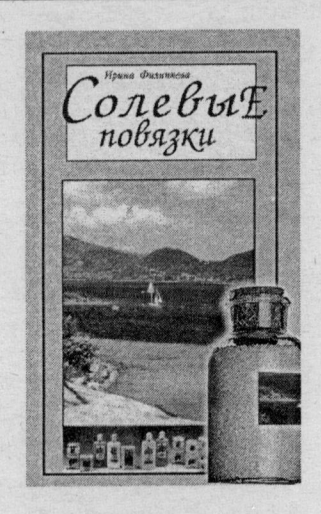

И. А. Филиппова
СОЛЕВЫЕ ПОВЯЗКИ
Формат 84х108/32, объем 128с.

Сегодня все знают, что соль — прекрасный антисептик, микроорганизмы в соленой среде не выживают. Активно этим пользоваться стали еще в средние века, когда солевые повязки были своего рода первым обеззараживающим средством. Академическая медицина тщательнейшим образом изучала свойства солевых растворов в XIX веке, обосновав и дополнив знания о них. На фронтах Первой и Второй мировых войн солевые повязки спасли не одну жизнь, предупредив тяжелейшие осложнения после ранений и операций.

О том, как приготовить солевые повязки, как и какие болезни с их помощью лечить, рассказывает новая книга Ирины Филипповой.

Для широкого круга читателей.

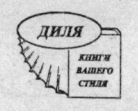

**ИЗДАТЕЛЬСТВО «ДИЛЯ»
ПРЕДЛАГАЕТ:**

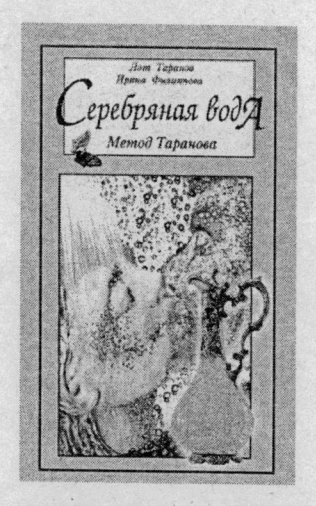

**И. А. Филиппова, Л. И. Таранов
СЕРЕБРЯНАЯ ВОДА:
Метод Таранова**

Формат 84х108/32, объем 160с.

В книге излагается метод лечебного применения ионизированной серебряной воды при различных заболеваниях. Краткие истории болезней пациентов Лота Ивановича Таранова наглядно доказывают эффективность предлагаемого метода. Каждый описываемый случай сопровождается медицинской справкой и необходимым комментарием авторов книги.

Для широкого круга читателей.

Книги Издательства «ДИЛЯ» можно приобрести:

САНКТ-ПЕТЕРБУРГ	«Фирма «ДИЛЯ»	(812) 314-05-61 (только опт)
	«Фирма «ДИЛЯ»	(812) 567-31-96 (мелкий опт, розница)
МОСКВА	«Фирма «ДИЛЯ»	(095) 261-73-96
ТУЛА	«Система-Плюс»	(0872) 31-29-23
КАЗАНЬ	ООО «Таис»	(8432) 72-34-55, 93-54-82
КАЛИНИНГРАД	«Книжный мир»	(0112) 45-07-11
КИРОВ	«Мир книги»	(8332) 25-82-52
АРХАНГЕЛЬСК	ЧП Тропин	(8182) 24-90-50
ОРЕНБУРГ	ЧП Мерзлова	(3532) 71-61-59
САМАРА	«Захаркнига»	(8462) 32-74-44
ЕКАТЕРИНБУРГ	«Валео плюс»	(3432) 42-07-75
УФА	«Азия»	(3472) 50-39-00
НОВОСИБИРСК	«Топ-Книга»	(3832) 36-10-26, 36-10-27
КИЕВ	ЧП Петров	(044) 452-11-61
РОСТОВ-НА-ДОНУ	«Фаэтон-Пресс»	(8632) 65-61-64
ХАБАРОВСК	«Мирс»	(4212) 22-71-24
ЧЕЛЯБИНСК	«Интерсервис»	(3512) 21-33-74, 21-34-53
МИНСК	«Современное слово»	(017) 242-07-52, 230-31-42, 266-34-39
МУРМАНСК	«Тезей»	(815-2) 43-76-94, 45-69-82